La Médecine par les Plantes

TRAITÉ

DES

Maladies secrètes

DE

L'HOMME ET DE LA FEMME

PAR

Le Professeur L. PEYRONNET

Auteur du Livre Le Médecin des Pauvres

OUVRAGE ORNÉ DE PLUSIEURS GRAVURES

Vingt-cinquième Édition.

Prix : 2 fr. 50.

EN VENTE :

PARIS { 21, rue de Lyon, 21 (Téléphone 928-49).
32, rue Crémieux, 32 (Téléphone 928-49).

La Médecine par les Plantes
21, rue de Lyon, et 32-35, rue Crémieux, PARIS.
Téléphone 928-49.

TRAITÉ

des

Maladies secrètes

DE

L'HOMME ET DE LA FEMME

PAR

Le Professeur L. PEYRONNET

Auteur du Livre **Le Médecin des Pauvres**

1907

PRÉFACE

« A un certain âge et dans une certaine situation, l'homme est toujours au lendemain d'un coït suspect. »

C'est là une pensée de Ricord, le plus célèbre médecin du siècle dernier, celui qui a le plus fait pour les maladies vénériennes, celui dont on a voulu glorifier la mémoire en donnant son nom à l'hôpital des vénériens de Paris.

Pénétré de cette maxime, l'homme pourrait, dans bien des cas, éviter les maladies vénériennes. Il pourrait les éviter s'il connaissait les signes qui les font soupçonner chez la femme, et savait les quelques préceptes élémentaires qu'il devrait suivre après un coït suspect.

Ce livre rendra service, l'auteur en est persuadé, en donnant ces signes et ces préceptes.

Si malheureusement l'homme est atteint d'une maladie vénérienne, il trouvera dans ce livre un guide sûr qui le mènera rapidement à la guérison, en lui faisant éviter les complications si redoutables, — en lui épargnant le regret d'avoir eu confiance en des drogues inefficaces, dont la réclame seule explique la vente.

Un homme atteint d'une maladie vénérienne est un homme qui n'a plus l'esprit au repos. Il est toujours persécuté par son mal et ne sait à quel saint se vouer. Il frappe à toutes les portes, il essaie tous les remèdes, et, au lieu de suivre le droit chemin qui le mène à la guérison, il s'égare dans les sentiers qui, au lieu d'abréger la route, le conduisent dans les taillis inextricables des complications.

Ce livre simple, de bonne foi, exempt de charlatanerie tintamarresque, guidera le malade vers la guérison certaine, en lui expliquant point par point ce qu'il doit faire et pourquoi il doit faire ainsi. La haute science y cède le pas aux renseignements pratiques et efficaces.

On y trouvera aussi le traitement des complications et le traitement des maladies vénériennes chez la femme.

Il est divisé en trois parties.

Chaque partie traite une maladie vénérienne proprement dite. Ces maladies sont au nombre de trois : la *blennorrhagie*, le *chancre mou*, la *syphilis*.

La première partie traite aussi des maladies des organes génitaux qui peuvent survenir à l'occasion d'une maladie vénérienne, mais peuvent aussi exister indépendamment de celles-ci.

C'est, je crois, rendre de grands services à un malade en lui démontrant que souvent

il se croit atteint d'une maladie qu'il n'a
pas, et, si malheureusement il en est atteint,
lui enseigner les moyens simples et faciles
de se guérir en peu de temps et à peu de
frais.

Tel a été mon but.

Professeur L. PEYRONNET.

Paris, le 1er septembre 1906.

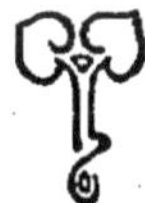

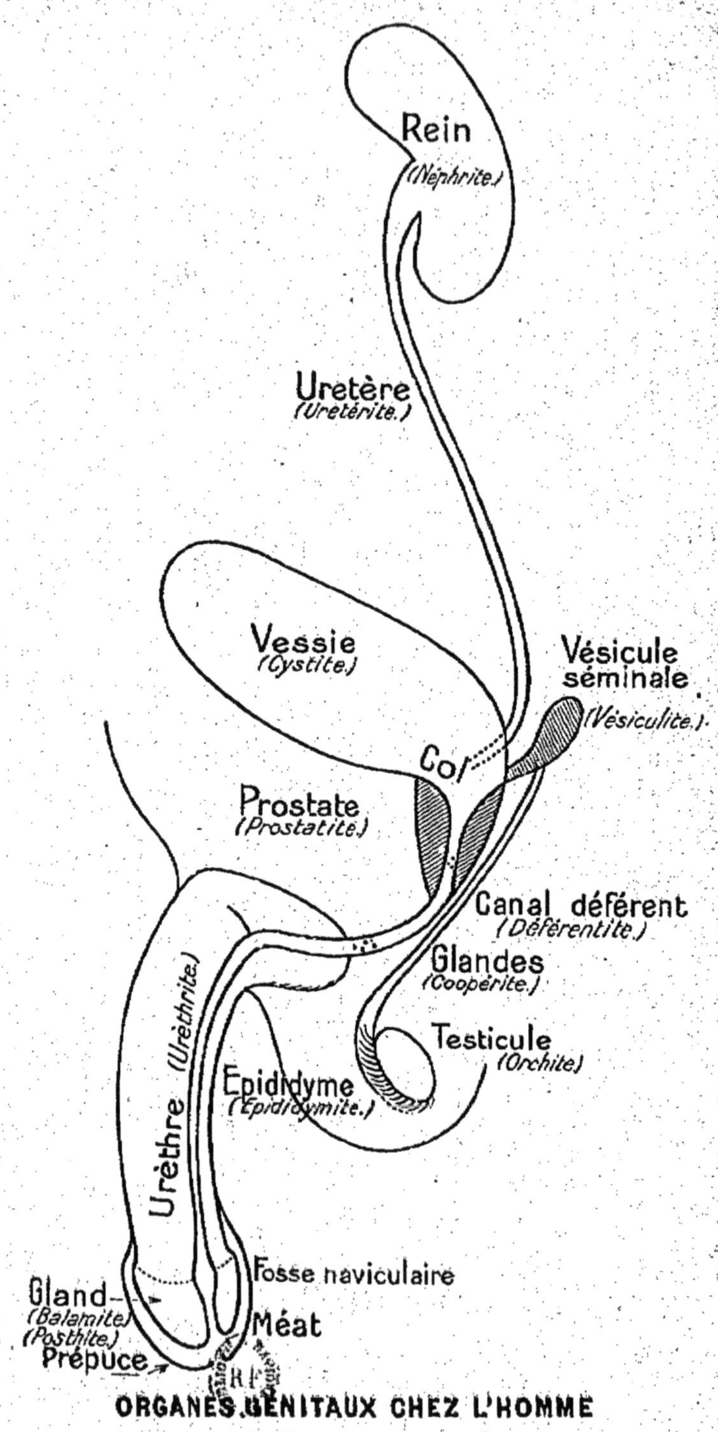

ORGANES GÉNITAUX CHEZ L'HOMME

PREMIÈRE PARTIE

CHAPITRE PREMIER

BLENNORRHAGIE

Blennorrhagie. — Chaude-pisse. — Coulante. — Echauffement. — Gonorrhée. — Uréthrite. — Uréthrite à gonocoques.

Signes. — Trente-six heures, quatre jours (quelquefois même huit jours) après un rapport, le malade ressent en urinant un chatouillement plus ou moins désagréable (*jusque-là il n'a rien ressenti et ne pouvait rien ressentir. On ne voit rien*). C'est généralement le quatrième jour que ce phénomène apparaît. En examinant sa verge, il voit que les bords de l'orifice sont un peu rouges, et si, avant d'uriner, il avait pressé sur le canal, de la racine vers l'extrémité, il aurait pu faire suinter un peu de liquide.

Mais qu'il ne s'y trompe pas. Le liquide qu'il fera suinter, s'il opère le matin, peut être un liquide clair qui reste d'une érection nocturne. Le liquide de la chaude-pisse doit être un liquide louche.

Assez rapidement le chatouillement ressenti fait suite à une douleur plus nette, puis en deux jours à une douleur aiguë, vive, le malade croit pisser « des *lames de rasoir* ». Alors l'extrémité de la verge est rouge, tuméfiée, du pus s'écoule par l'orifice sans qu'il soit besoin d'appuyer sur le canal. Ce pus est jaunâtre, verdâtre. Rarement il contient un peu de sang, mais il peut en contenir. Toutefois, il n'est pas rare que les émissions de sperme soient sanglantes.

C'est là la période douloureuse et coulante de la chaude-pisse. Elle dure un temps indéterminé, en général huit à quinze jours.

Après ce temps, les phénomènes douloureux disparaissent ; l'écoulement est plus long à décroître. Il faut compter, pour arriver à la guérison, si on abandonne la maladie à elle-même, quarante jours *au moins*.

L'on reconnaît que la chaude-pisse est guérie, ou en voie de guérison, quand les érections ne sont plus douloureuses, alors même que la verge est relevée en haut sur l'abdomen, — quand l'écoulement diminue et devient plus clair.

Alors la chaude-pisse guérit, — ou, si elle n'est pas soignée, se complique, — ou alors passe à l'état chronique.

Nous verrons plus loin ce qu'est la chaude-pisse chronique. Nous verrons aussi les maladies qui peuvent simuler la chaude-pisse.

Nous allons voir maintenant quelles sont les complications du début, c'est-à-dire de la première semaine de la blennorrhagie.

En résumé : douleur, écoulement, rougeur de la verge et du gland, tuméfaction de la verge, sont les seuls signes de la chaude-pisse aiguë.

Il est bien rare que ces signes ne soient pas accompagnés de quelque complication plus ou moins grave.

Dès le début de la chaude-pisse, il peut se produire de l'*œdème* (enflure), qui apparaît au niveau de la verge et du gland. Dans une chaude-pisse normale, cet œdème est peu accentué, non gênant ; mais il peut entraîner des complications, et c'est pourquoi il est toujours utile de veiller à les éviter.

Pour éviter l'œdème, on lavera plusieurs fois par jour la verge dans un quart de litre d'eau, dans lequel on mettra une cuillerée à soupe de la *Poudre Sédative de Homberg.* On enveloppera ensuite la verge dans de la ouate hydrophile que l'on changera souvent.

On évitera les frottements, les irritations. Quand on ramène le prépuce en arrière pour découvrir le gland afin de le laver, il faut avoir soin de rabattre la peau aussitôt après, afin d'éviter le *paraphimosis* chez les personnes qui y sont prédisposées par l'étroitesse de l'ouverture de la peau.

En cas d'œdème, d'enflure un peu forte, il est prudent de ne pas ramener le prépuce en arrière et de laver avec une seringue dont l'extrémité est introduite *entre* le gland et la peau.

Il est bon, pour profiter du traitement, de placer entre la peau et le gland une petite lamelle de coton hydrophile.

COMPLICATIONS LOCALES.

PREMIÈRE COMPLICATION
POUVANT SE PRODUIRE AU COURS DE LA CHAUDE-PISSE

Paraphimosis.

Le *phimosis* est une conformation de naissance qui fait qu'on ne peut pas mettre le gland à découvert. Le *paraphimosis* est une complication caractérisée par l'impossibilité de ramener la peau sur le gland quand celui-ci a été découvert. Il en résulte de la douleur, puis du gonflement, puis de la *gangrène*. C'est une complication bénigne qui peut, si elle n'est pas soignée à temps, avoir des conséquences très graves, comme on le voit par ce mot gangrène.

Aussitôt le paraphimosis déclaré, il faut réduire le volume du gland en le comprimant et le repoussant en arrière pendant qu'on tire la peau en avant. Ceci est *très douloureux*, mais il est préférable de souffrir un peu dès le début que trop par la suite. En même temps, on trempera la verge dans un petit bain d'eau froide dans lequel on aura mis une cuillerée à soupe de *Poudre sédative de Homberg*.

Règle générale, il est préférable, quand on est atteint de phimosis, de se faire faire l'opération de la circoncision.

DEUXIÈME COMPLICATION
POUVANT SE PRODUIRE AU COURS DE LA CHAUDE-PISSE

Balanite. — Balano-posthite.

Ces noms bizarres signifient l'*inflammation aiguë*
du gland (balanite) et du prépuce qui le recouvre
(posthite). Rarement ces inflammations sont isolées,
d'où le nom de *balano-posthite*.

Cette inflammation survient toujours chez les malades qui ne prennent aucun soin de propreté et ne se
lavent pas ou se lavent mal. Elle survient aussi chez
ceux qui ont employé, sans raison et sans mesure,
des liquides irritants pour injections. On peut l'éviter,
on doit l'éviter, et, si souvent la blennorrhagie entraîne
par elle-même un peu de balanite, cette balanite bien
soignée peut être considérée comme insignifiante.

La balano-posthite se caractérise par un gonflement et une douleur du gland et du prépuce, par un
écoulement purulent très abondant venant non seulement du canal de l'urèthre, mais de la surface du
gland et de la partie de la peau qui le recouvre. Il
peut y avoir des *glandes douloureuses* dans les aines
(*adénite*).

Le traitement de la balano-posthite consiste en une
propreté rigoureuse, des lotions fréquentes d'eau dans
laquelle on aura mis de la *Poudre Sédative de Homberg*, dont les vertus astringentes sont bien connues.

Cette complication est peu grave, elle peut entraîner
par la suite le phimosis en rendant adhérents le gland
et le prépuce, d'où la nécessité de la soigner.

TROISIÈME COMPLICATION

POUVANT SE PRODUIRE AU COURS DE LA CHAUDE-PISSE

Adénite.

L'*adénite* est l'inflammation des glandes qui se trouvent aux plis des aines.

Cette adénite est fréquente dans la chaude-pisse accompagnée d'une complication du côté du gland ou de la peau. Elle se caractérise par un gonflement plus ou moins fort ; — quelquefois le gonflement passe inaperçu, et elle ne se manifeste que par une gêne ou une douleur.

Pour l'atténuer et la faire disparaître, il faut : 1° soigner sa cause (balanite, posthite, ulcérations de la verge ou du gland), et 2° mettre sur le siège de la douleur la *Pommade Résolutive* du professeur Peyronnet.

Le repos absolu au lit est rarement nécessaire.

QUATRIÈME COMPLICATION

POUVANT SE PRODUIRE AU COURS DE LA CHAUDE-PISSE

Chaude-pisse cordée.

Il arrive que, par suite d'une inflammation excessive du canal ou par suite de manque de soins, d'injections malfaisantes, le canal devienne rigide et dur. La nuit, les érections sont fréquentes et dou-

loureuses dans la chaude-pisse. En *cas de chaude-
pisse cordée*, la douleur est inexprimable. La verge
pendant l'érection devient arquée, la corde de l'arc regarde le sol. Le canal, qui se trouve à la partie inférieure de la verge, n'est plus extensible par suite de
l'inflammation et ne peut suivre le mouvement de
dilatation des autres parties de l'organe, d'où la pro-
duction de la corde. *Il ne faut jamais rompre la
corde*, comme on le dit ou comme on a la tentation
de le faire. Rompre la corde d'un coup de poing,
c'est rompre le canal ; c'est à coup sûr le rétrécissement pour plus tard, rétrécissement grave, —'et, pour
le moment, peut-être la mort.

Pour éviter la chaude-pisse cordée, il faut se garder de prendre des injections irritantes, de boire des
alcools, d'avoir des rapports avec une femme ; il faut
en un mot soigner sa chaude-pisse.

Pour guérir la chaude-pisse cordée, il faut mettre
des cataplasmes de fécule de pommes de terre froids
au moment des érections, ou faire des lotions froides
dans lesquelles on aura mis une cuillerée à soupe
de la *Poudre Sédative de Homberg*. Il faut prendre
également des *laxatifs* (*thé des Chartreux* ou *graines
de longue vie du professeur Peyronnet*), — des *diurétiques* (*mélange diurétique du professeur Peyronnet*), — des *calmants* (*Pilules hypnotiques Peyronnet*),

CHAPITRE II

COMPLICATIONS A DISTANCE

Pour se rendre compte des complications qui peuvent survenir par inflammation, il faut savoir au moins la marche que peuvent suivre les accidents.

Pour cela, il est indispensable de connaître le trajet suivi par l'urine pour aller des reins jusqu'au dehors et aussi le trajet du sperme depuis le testicule.

L'urine est excrétée par les *reins*, descend par l'*uretère* dans la *vessie* et de la vessie passe dans le canal de l'*urèthre*. La vessie est commandée par un sphincter, c'est-à-dire un anneau qui se contracte selon la volonté et qui ferme ou ouvre le réservoir. Cet anneau est situé au col de la vessie.

Le sperme sécrété par le *testicule* passe dans un conduit tortillé sur lui-même comme un amas de vers de terre (*épididyme*), monte par un canal (*le canal déférent*) dans un réservoir placé derrière la vessie et qu'on appelle *vésicules séminales*. Ces vésicules séminales, au nombre de deux, s'abouchent au canal de l'urèthre au-dessous du col de la vessie, au niveau de la *prostate*.

La *prostate* est une glande, grosse comme une châtaigne qui se trouve au col de la vessie, entoure le canal et est destinée à sécréter un liquide pour diluer le sperme.

La chaude-pisse siège dans le canal, immédiatement à l'orifice de celui-ci, dans une région un peu dilatée, qu'on appelle *fosse naviculaire*. Puis l'inflammation gagne du terrain, remonte du côté de la vessie, envahit l'urèthre, causant l'*uréthrite antérieure ;* — puis la partie profonde du canal, occasionnant l'*uréthrite postérieure*. — L'*uréthrite* totale est déjà une complication.

Si l'inflammation reste cantonnée au canal, les seules complications possibles sont celles que nous venons de signaler : l'*œdème*, le *paraphimosis*, la *balano-posthite*, l'*adénite*, la *chaude-pisse cordée*. Ces complications ne sont pas graves, ce sont plutôt des signes d'une chaude-pisse mal soignée ou très forte.

Mais si l'inflammation continue sa marche envahissante, remonte le cours suivi par les urines ou le sperme, les complications deviennent plus graves, plus sérieuses, obligent le malade à garder le lit. Ce sont des complications qu'il faut soigner. Ces complications sont étudiées sous le nom de *blennorrhagie ascendante*, c'est-à-dire de chaude-pisse qui remonte le cours des sécrétions.

Nous donnons les noms scientifiques afin de mettre en garde les malades contre certaines personnes qui pourraient, sous un nom banal, leur faire croire à une maladie qu'elles n'ont pas et exploiter ainsi une situation simple. Par exemple qu'on dise à un malade : *Vous avez une chaude-pisse infectieuse,* le malheureux, à ce mot « infection », se croit perdu et s'abandonne corps et âme à un exploiteur qui a joué du mot « infectieux » pour l'épouvanter. La chaude-pisse est une infection par définition et la plus innocente des chaudes-pisses peut-être appelée infectieuse.

La blennorrhagie ascendante n'est qu'une désignation de la série des accidents dont nous allons parler et qui sont, si on suit le cours remontant des urines, d'abord :

La prostatite (inflammation de la prostate) ;

La cystite du col ;

La cystite totale (inflammation de la vessie au niveau du col et de toute la vessie) ;

L'urétérite (inflammation de l'uretère) ;

La pyélite, la néphrite (inflammation du rein).

Si on remonte le cours du sperme, on a :

La prostatite (que nous venons de citer, la prostate étant pour ainsi dire au croisement des routes) ;

La vésiculite (inflammation des vésicules séminales) ;

La déférentite (inflammation du canal déférent) ;

L'épididymite (inflammation de l'épididyme) ;

L'orchite (inflammation du testicule).

La route urinaire ascendante et la voie séminale ascendante peuvent être enflammées en même temps et un même malade peut avoir à la fois une cystite et une orchite.

Nous avons dit qu'à l'*état aigu* on ne pouvait avoir une *uréthrite postérieure* sans avoir une *uréthrite antérieure*. Si on suit le même raisonnement, on pourrait croire qu'on ne peut avoir d'orchite, par exemple, sans avoir en même temps de prostatite, ou qu'on ne peut avoir de néphrite sans avoir de cystite. Ce serait une erreur. L'inflammation, ou l'infection, si on veut (c'est la même chose), pour atteindre un organe éloigné, passe par la voie indiquée, mais peut être légère sur le trajet et se cantonner à un organe seulement.

Ce détail a pour but de rassurer un peu les malades timorés qui pourraient croire, ayant une orchite, qu'ils ont en même temps une prostatite, une vésiculite, une déférentite, etc.

Donnons seulement ce détail, *la cause de l'infection est un microbe qu'on appelle gonocoque*. Il existe des orchites, des cystites, des prostatites, etc., qui ont une autre cause que la chaude-pisse, d'où le nom de gonococcique qu'on leur donne quand elles sont dues à la blennorrhagie.

En règle générale, un malade atteint de chaude-pisse doit porter un bon suspensoir, relevant bien les bourses, immobilisant les testicules. Il doit éviter les exercices violents : équitation, bicyclette, marche forcée. Il doit, pour ménager son rein, ne pas boire et ne pas manger de choses irritantes. Ainsi se trouveront un peu garantis les organes que pourrait gagner l'inflammation.

Prostatite. — C'est l'inflammation de la prostate, glande située à l'entrée de la vessie, autour et surtout en arrière du canal de l'urèthre.

Cette complication de la chaude-pisse ne peut survenir que la première huitaine écoulée au moins. Nous avons dit que la prostatite pouvait être indépendante de la blennorrhagie. Par exemple, on signale le cas de prostatite survenue chez les personnes qui

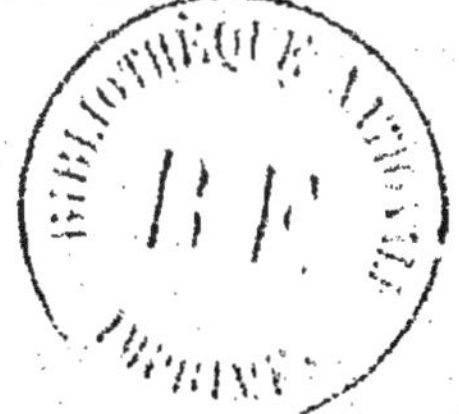

s'étaient assises sur une pierre froide ou dans l'herbe mouillée.

Elle peut se produire à la suite de chocs, de coups, à la suite de sondages — chez les vieillards atteints d'hypertrophie de cette glande.

Nous ne parlons ici que de la prostatite due à la chaude-pisse et survenant dans la deuxième ou troisième semaine.

Elle se manifeste par des douleurs aiguës du côté du rectum, derrière les bourses, surtout quand on s'assoit, quand on fait un effort, quand on urine ou quand on va à la garde-robe.

La fièvre est forte, surtout le soir, la langue est sale, les urines sont rares et troubles. On sent des lancées à l'endroit indiqué. On est obligé de garder le lit tellement on se sent mal à l'aise. Par le repos, des soins convenables, la fièvre, l'état maladif, disparaissent.

Quelquefois, au contraire, la fièvre augmente surtout le soir : on a des frissons, la douleur devient plus violente... C'est signe qu'un abcès se forme. Cet abcès, en général, peut percer et perce dans le rectum. Le malade éprouve un besoin violent d'aller à la selle et rend du pus. Quelquefois aussi, l'abcès étant profond, ne peut se faire une route et le chirurgien est obligé d'intervenir.

Pour éviter la prostatite, il faut prendre absolument les mêmes soins que pour éviter la chaude-pisse cordée ; il faut soigner sa chaude-pisse sagement, en évitant les injections trop fortes ou les excès.

Pour soigner la prostatite, il faut garder le lit, — employer des suppositoires calmants (*suppositoires du professeur Peyronnel*), — prendre des bains de siège dans lesquels on mettra deux cuillerées à soupe de la *Poudre sédative de Homberg*. Il faut parer aux accidents généraux, à la fièvre, à l'état de faiblesse du malade, auquel on pourra donner chaque jour quelques cuillerées à soupe de *Liqueur Peruvienne du professeur Peyronnet*. Si cette fièvre se prolonge, se produit par accès, il est prudent de consulter un médecin, qui au besoin percera l'abcès.

La prostatite peut être occasionnée par la *rectite* ou inflammation du rectum, elle peut aussi occasionner elle-même cette rectite.

On peut confondre (le malade, bien entendu, non le médecin) la *prostatite* et la *coupérite*.

La *coupérite* (autre nom qui peut effrayer le malade) est l'inflammation de deux petites glandes (glandes de Cooper) grosses comme des pois qui sont situées sur le trajet du canal avant d'arriver à la prostate et qui sont destinées à donner un liquide transparent lors des érections prolongées.

Elle a les mêmes causes que la prostatite, mais alors que dans la prostatite on ne voit pas de grosseur d'abcès, dans la coupérite on voit en arrière des bourses un empâtement, puis une tuméfaction douloureuse qui ne permet pas de douter de la présence d'un abcès.

Comme traitement : des compresses trempées dans l'eau, dans laquelle on aura mis de la *Poudre sédative de Homberg*, — des pommades (*Pommade fondante Peyronnet*), — des bains de siège, dans lesquels on mettra de la *Poudre sédative de Homberg*, guérissent facilement la coupérite, qui, si elle suppure, perce généralement à l'extérieur.

Cystite. — L'inflammation de la partie postérieure de l'urèthre est, on peut le dire, la cystite du col. A la suite d'une injection forcée, il n'est pas rare d'avoir des besoins pressants et répétés d'uriner. C'est l'indice que le liquide a pénétré dans l'urèthre postérieur. L'inflammation y arrivant produit le même effet.

Aussi, au début de la cystite du col, on éprouve des besoins d'uriner fréquents, puis on fait effort pour rejeter les dernières gouttes. L'orifice du canal fait mal : on a toujours envie d'uriner. Puis la maladie évolue ; si on n'apporte aucun soin, les dernières gouttes d'urine se teintent, on les voit rosées, — puis c'est du sang, et, à la fin, on éprouve dans le bas-ventre une douleur atroce, une cuisson épouvantable : la cystite est déclarée.

Les envies d'uriner sont incessantes, la nuit comme le jour ; la vessie ne peut garder une goutte d'urine. Cette urine peut être claire, mais en général elle contient d'abord comme du blanc d'œuf, puis une matière purulente. Il y a aussi du sang. La fièvre s'allume, l'état général va mal, la soif augmente, l'appétit diminue et, pendant tout ce temps, l'écoulement de la chaude-pisse diminue, parce que l'inflammation s'est déplacée.

Les causes de la cystite sont les mêmes que celles de la prostatite. La cystite se produit généralement quand, une chaude-pisse traînant, le malade devient impatient et se fait des injections trop fortes ou forcées, — quand il ne se soigne plus du tout et qu'il fait des excès, c'est-à-dire vers la fin du premier mois.

Sa durée peut être longue. La cystite peut même passer à l'état chronique. Elle dure rarement moins de quinze jours à trois semaines.

Pour l'éviter, il faut prendre les mêmes précautions que pour éviter la prostatite.

Pour la soigner, il faut des tisanes émollientes, calmantes (*mélange de plantes diurétiques du professeur Peyronnet*), — un régime spécial (*capsules de malicine Peyronnet*), — des lavements calmants, de la chaleur sur le bas-ventre, — des *suppositoires Peyronnet.*

Elle peut venir à la suite de la prostatite, elle peut occasionner l'orchite et la néphrite. Elle gêne beaucoup la guérison de la chaude-pisse par ce fait que le malade ne peut plus prendre de médicaments qui aggraveraient l'état de sa vessie.

Elle peut enfin, ce qui est plus grave, rester à l'état chronique ; c'est pourquoi on ne saurait trop recommander aux malades des soins attentifs pour l'éviter et, si elle a lieu, des soins méticuleux pour la faire disparaître au plus vite.

Le malade ne doit pas confondre la cystite avec la *cystalgie.* La cystalgie est la douleur que le malade éprouve en urinant, douleur qui siège dans le bas-ventre ; cette douleur s'accompagne d'envies fréquentes d'uriner. C'est une névralgie de la vessie sans gravité ; elle diffère de la cystite en ce qu'elle n'est pas accompagnée de fièvre, en ce que les urines sont toujours claires et jamais purulentes ou sanguinolentes. Quelques boissons rafraîchissantes (*mélange de plantes diurétiques Peyronnet*), quelques calmants du système nerveux (*Pilules hypnotiques Peyronnet*) suffisent à la faire disparaître.

**Urétérite. — Pyélite. — Pyélonéphrite. — Né-
phrite. —** Quand l'inflammation remonte de la vessie
vers les reins, l'état devient très grave. Aussi n'en
parlerons-nous que pour mentionner ces affections,
qui demandent des soins de chaque jour et qui se
caractérisent par des douleurs dans les reins, des
urines sanguinolantes, une fièvre grave et un état
général très grave.

Ces affections ne surviennent qu'après une *cystite*.
Elles peuvent exister en même temps ou survenir
après, jamais avant, du moins dans la blennorrhagie.

Vésiculite. — Déférentite. — Nous ne faisons que
mentionner aussi ces deux affections, qui sont rares.
Le plus souvent elles passent inaperçues quand
l'*orchite* attire l'attention.

Orchite. — Epididymite. — Cette complication de
la blennorrhagie est, avec la cystite, la plus fréquente,
moins fréquente que celle-ci, cependant. Aussi nous
y arrêtons-nous davantage.

L'épididymite, pour certains, existe toujours seule,
— l'orchite serait exceptionnelle ou n'existerait
jamais. Peu importe ces théories, voyons les faits.

L'orchite (ou épididymite) n'apparaît jamais avant
le quinzième jour. Le malade commence par sentir
une pesanteur dans un testicule. Cette pesanteur devient plus grande et touche à la douleur par l'effort,
la marche, la station debout prolongée, le frôlement
du pantalon, la pression. Elle n'est pas continuelle,

mais paraît par moments. Puis l'écoulement de la verge tend à diminuer. La douleur augmente du côté du testicule, qui gonfle. La peau devient rouge. L'organe enfle énormément, le séjour au lit est indispensable. Il y a fièvre, manque d'appétit, langue sale, et la douleur devient atroce, par accès. Au moment d'une crise, le malade évite le moindre mouvement, ne sait que faire, crie, la douleur est épouvantable. La chaleur l'exaspère. Le testicule enfle du double la peau est tendue, dans l'aine on ressent une douleur vive qui se propage aux reins, au bas-ventre, dans les jambes. Cette situation peut durer huit à quinze jours, selon le degré du mal, puis, peu à peu, tous ces signes disparaissent, le testicule revient à son état normal et le malade peut reprendre ses occupations.

Il arrive souvent qu'un testicule se guérit et que l'autre se prend, c'est l'*orchite à bascule* : cet état est désespérant et réclame des soins attentifs.

Le testicule suppure rarement, on peut dire jamais.

Après la guérison, il reste une induration, on sent un noyau dur, indolore, à côté du testicule. On a pensé longtemps que cette induration était une preuve de l'oblitération des conduits spermatiques et par conséquent de stérilité. Nous affirmons qu'il n'en est rien, et nous avons vu un grand nombre de malades ayant eu des orchites devenir pères de famille.

Le traitement préventif sera le port d'un suspensoir dès le début de la blennorrhagie, l'éloignement de toute fatigue, de tout effort, et surtout de coït. Nous devons dire que certaines personnes sont plus sujettes que d'autres à l'orchite et que quelques-unes, malgré des imprudences sans nombre, n'ont aucune atteinte de ces régions. Personne ne peut se dire indemne avant l'expérience ; et l'expérience est trop douloureuse, trop grave pour la tenter ; mieux vaut donc soigner sa blennorrhagie et prévenir l'orchite pour n'avoir pas à la soigner.

Pour la soigner, il faut, dès le début, mettre quelques sangsues à la racine des bourses près de l'aine, en avant. Prendre du repos (forcé) ; — la chaleur ne calme pas, au contraire : l'éviter et appliquer sur l'orchite des vessies de glace. On doit fabriquer avec un carton un support échancré. Dans l'échancrure, on fait passer les bourses : le carton repose sur les cuisses de chaque côté et le testicule malade sur le carton (qu'on peut rembourrer à volonté). De cette façon, l'immobilité est à peu près obtenue et les testicules sont élevés, position favorable à leur dégorgement. Des lavements calmants, — des *suppositoires Peyronnet*, — des pommades résolutives (*pommade fondante du professeur Peyronnet*), — la réfrigération, sont toujours efficaces. Quelquefois la douleur est tellement vive qu'on est obligé d'avoir recours à la morphine.

Quand l'orchite disparaît, on voit, la plupart du temps, l'écoulement réapparaître. *Il faut toujours soigner sa chaude-pisse.*

NOTA. — C'est avec plaisir que nous donnons, de vive voix ou par lettre, à titre gracieux, tous les renseignements supplémentaires aux personnes qui veulent bien nous honorer de leur confiance. La discrétion la plus absolue est toujours gardée. — Heures de consultations : tous les jours (dimanches et fêtes exceptés), de 8 heures à midi et de 2 heures à 7 heures), à notre Clinique spéciale, 21, rue de Lyon, à Paris.

CHAPITRE III

COMPLICATIONS EXTRA-GÉNITALES DE LA CHAUDE-PISSE

On sait que la chaude-pisse est très contagieuse.
A ce titre, il faut noter que les muqueuses touchées
par le pus blennorrhagique peuvent être contaminées.
Par muqueuses, on entend les membranes qui conti-
nuent la peau dans les cavités du corps. L'intérieur
du nez est recouvert par la muqueuse nasale, appelée pituitaire ; les paupières sont recouvertes d'une
muqueuse qu'on appelle conjonctive. L'urèthre a sa
muqueuse, et c'est cette muqueuse uréthrale qui est
malade dans la chaude-pisse.

Donc, toute muqueuse peut être le siège d'une
inflammation causée par le pus de la chaude-pisse. Le
rectum peut être atteint (*rectite blennorrhagique*), et
on cite le cas de nombre d'hommes qui ont pris la
chaude-pisse dans des relations contre nature, faites
précisément pour éviter la chaude-pisse.

Qu'on ne se lave pas les mains après avoir soigné
sa verge atteinte de chaude-pisse ; si on se frottait
l'œil à la suite, on pourrait avoir une *conjonctivite
blennorrhagique*, capable d'amener la perte de la vue.

L'oreille peut avoir, par le même procédé, sa muqueuse enflammée. La muqueuse de la bouche peut aussi être enflammée, et on cite le cas de personnes ayant contracté la chaude-pisse dans le coït *ab ore* (buccal).

Mais dans ce chapitre c'est surtout sur la *conjonctivite blennorrhagique* que nous voulons attirer l'attention, et nous ne l'attirerons jamais assez.

Nous avons dit aussi que la chaude-pisse était une infection localisée. Chez certains sujets trop jeunes ou anémiés, ou affaiblis, prédisposés en un mot, cette infection peut ne pas rester locale et envahir le corps. — Elle peut envahir les articulations ; on a alors le *rhumatisme blennorrhagique*, terrible, car il peut mener à l'ankylose, c'est-à-dire à la raideur de l'articulation malade. — Elle peut passer dans le sang et envahir tous les organes, empoisonner l'organisme ; on a alors *l'infection gonococcique ou blennorrhagique*, mortelle sans rémission.

Ophthalmie ou conjonctivite blennorrhagique, rhumatisme blennorrhagique, infection blennorrhagique ou gonococcie, sont les trois principales complications extragénitales de la chaude-pisse. Nous allons les passer en revue dans ce chapitre.

Ophthalmie blennorrhagique. — Les causes en sont nombreuses, et on ne saurait trop les avoir présentes à la mémoire, de façon à pouvoir les éviter au besoin. Un bon averti n'a qu'à observer, et il évite le mal. Ces causes sont : transport direct du pus de la verge à l'œil par un doigt mal lavé et portant du pus blennorrhagique. — jet de pus blennorrhagique ou d'urine contenant du pus blennorrhagique dans l'œil, que ce pus vienne d'un homme ou d'une femme ; — linge contaminé par la toilette génitale et servant à la toilette du visage (éponge, serviette, etc.), c'est° l'une des causes les plus fréquentes.

L'enfant, à la naissance, peut avoir de l'ophthalmie blennorrhagique, perdre la vue pour toujours, si pendant l'accouchement la muqueuse vaginale de la mère était infectée.

Enfin un œil peut contagionner l'autre.

Il faut donc se méfier et avoir grand soin, car *l'ophthalmie blennorrhagique est très grave.*

Voici comment elle évolue : huit à dix heures après la contamination (l'évolution est donc rapide), on éprouve une douleur, une gêne, une cuisson à l'œil : on a la sensation d'un corps étranger dans l'œil. La nuit, impossibilité de dormir. L'œil fait mal. La paupière rougit, gonfle, et, le lendemain matin, elle est collée à la paupière inférieure. On lave, on l'ouvre avec peine, et du pus s'écoule. Le blanc de l'œil est rouge. Les paupières sont rouges, il y a douleur vive dans toute la région. La fièvre est nulle ; l'appétit reste bon. L'œil malade s'ulcère rapidement, se crève ou se transforme en fonte purulente, c'est la perte de l'œil irrémédiable et rapide.

Il est donc important, dès le début, d'avoir recours à une médication énergique. Un médecin est indispensable... il faut bien se rendre compte qu'on le consultera toujours trop tard sur ce chapitre. Il faut donc aller très vite.

Le traitement préventif consiste à prendre des soins de toilette tels que les yeux soient protégés du pus de la chaude-pisse. Si, par malheur, on a un œil pris, il faut immédiatement protéger l'autre, et il n'y a qu'un moyen de le protéger, c'est de l'enfermer sous un bandage.

On ne verra plus clair, dira-t-on, puisque l'autre œil est déjà malade et bandé. Soit, mieux vaut ne pas voir clair pendant cinq à six jours que risquer d'être aveugle pour la vie. Mais ce fait est certain : aussitôt qu'on a mal à l'œil, on y porte la main, et la même main va frotter l'autre œil, d'où contagion.

Le traitement médical consiste en des cautérisations au nitrate d'argent, — des lavages au permanganate (ou avec de la *Poudre sédative de Homberg*), — des sangsues mises aux tempes pour décongestionner la région.

Les lavages doivent être répétés deux fois par jour au début et les cautérisations aussi, si l'état est jugé grave.

Nous le répétons : toute affection, toute inflammation de l'œil pendant une chaude-pisse doit être surveillée et soignée : *toute ophthalmie blennorrhagique est toujours très grave.*

Rhumatisme blennorrhagique. — Le rhumatisme blennorrhagique diffère par certains point du rhumatisme articulaire aigu :

1° Il ne survient que dans le cours d'une chaude-pisse. Toute personne ayant une blennorrhagie et du rhumatisme doit songer au rhumatisme blennorrhagique ;

2° La réaction de la fièvre est moins violente ;

3° Il est moins généralisé et reste souvent limité à quelques articulations ;

4° Il préfère se cantonner aux petites ; poignet, cou, cou-de-pied, talons, doigts ; toutefois, il peut envahir et rester aux grandes : épaules, coudes, genoux ;

5° L'articulation est moins rouge et beaucoup plus grosse, l'enflure s'étend plus loin ;

6° Il est plus tenace, dure plus longtemps, il change ou peut changer d'articulation au début, mais plus tard reste localisé à une seule et ne la lâche plus ;

7° Il a des tendances à amener la raideur articulaire et l'amaigrissement du membre ;

8° Il ne s'attaque jamais au cœur.

Voilà les grands signes. De plus, il menace de laisser, la douleur et le gonflement une fois disparus, l'articulation raide, ankylosée, et le membre amaigri. Il n'est pas grave en lui-même, il est grave par ses conséquences. Sa durée est longue, elle peut être de plusieurs mois. Sa cause est inconnue, et il n'est pas prouvé qu'un tempérament rhumatisant y soit plus prédisposé qu'un autre.

Le traitement consiste dans le repos au lit, — l'immobilité, — la compression, — les bains, — des frictions avec des pommades calmantes et résolutives, faire usage pour calmer les douleurs de la *Liqueur Anti-Rhumatismale Peyronnel* (3 cuillerées par jour dans une tasse de diurétique Peyronnel), — des pointes de feu, — des vésicatoires, — l'électricité, — le massage contre l'amaigrissement ou l'atrophie du membre.

L'infection blennorrhagique, heureusement, est très rare. Elle survient chez les surmenés, les débilités, les amaigris, les chétifs. Mais, chez eux, elle ne survient pas à coup sûr.

La température est très élevée. L'infection blennorrhagique simule la fièvre typhoïde ou l'infection purulente : le sang est empoisonné. La mort est fatale, quoi qu'on fasse. Si, par un hasard heureux, elle ne survient pas, il peut rester une paralysie par suite d'infection de la moelle épinière ou une infirmité incurable ou longue à guérir.

Comme on le voit, le tableau des complications de la blennorrhagie est noir. Heureusement qu'étant donné le nombre de personnes atteintes de blennorrhagie, celles qui ont des complications graves sont relativement rares. Il est donc de toute importance : 1° d'éviter la blennorrhagie autant qu'il se peut ; 2° de se soigner aussitôt qu'on l'a, ce qui est indispensable. — Il faut se soigner, bien se soigner, afin d'éviter, non seulement, ces complications, qui peuvent se produire pendant le cours de la chaude-pisse, mais aussi celles qui arrivent fréquemment plus tard, quand la chaude-pisse est guérie.

CHAPITRE IV

COMPLICATIONS TARDIVES DE LA BLENNORRHAGIE

La chaude-pisse, enflammant les tissus, occasionne des ulcérations ou des troubles de la circulation. Les tissus, une fois l'inflammation passée, doivent revenir à l'état normal, mais il peut arriver aussi qu'ils n'y reviennent pas ou y reviennent mal.

Les dernières complications ci-dessus indiquées peuvent devenir chroniques, la chaude-pisse aussi peut elle-même devenir chronique. C'est un premier ordre de complications éloignées.

D'autre part, il peut se produire une vitalité trop grande des tissus qui ont été enflammés, autrement dit, la cicatrisation peut être trop considérable ; c'est-à-dire, l'afflux du sang momentané entraîne des désordres dans les glandes et on a : les *rétrécissements*, l'*herpès*, les *végétations*, sans parler de l'*impuissance*, de la *stérilité* et de la *contamination possible* après une chaude-pisse. Nous passerons en revue successivement ces divers troubles.

Goutte militaire ou chaude-pisse chronique. — On peut considérer plusieurs degrés dans la goutte militaire.

La goutte militaire est cet état caractérisé par la présence d'un écoulement peu abondant, mais qu'on peut constater en pressant sur la verge de la racine vers l'extrémité. Dans ces conditions, on voit paraître au méat une gouttelette louche ou purulente. La douleur n'existe plus.

Les divers degrés qu'on peut constater sont ceux-ci :

1° La goutte militaire est contagieuse et revient facilement à l'état aigu ;

2° La goutte militaire n'est pas contagieuse et ne revient pas facilement à l'état aigu.

Le premier cas indique que la période d'inflammation n'est pas radicalement passée.

Le deuxième cas indique que si la guérison n'est pas complète, le germe maladif n'existe plus cependant. Pourtant nous avons vu des cas où, après cinq ans, la goutte militaire étant insignifiante, n'étant qu'un suintement, un mari donnait la chaude-pisse à sa femme.

Nous répétons qu'il ne faut pas confondre avec la goutte militaire le suintement que l'on peut constater le matin au lit, à la suite d'une érection nocturne possible.

Le traitement de la goutte devra être énergique, Il faudra prendre les *Capsules de Malicine du professeur Peyronnet*, deux injections dans le canal, une le matin et une le soir, avec l'*injection végétale n° 2, du professeur Peyronet*, — faire aussi des lavages au permanganate de potasse, — des instillations au nitrate d'argent. Il faut aussi faire examiner le liquide sécrété pour savoir si oui ou non il contient encore des microbes de Neisser ou gonocoques.

Chronicité des complications de l'état aigu. — Ces complications à l'état chronique présentent les mêmes signes (moins la fièvre) que ceux qui existent à l'état aigu. Un traitement particulier devra être institué pour chacune d'elles. Nous ne pouvons entrer dans tous ces détails, qui sortent de notre étude et sont non plus des maladies vénériennes, mais des maladies des organes génito-urinaires.

Névralgies. — Il est une complication tardive qu'il faut signaler, c'est la névralgie des organes qui ont été enflammés : névralgie du canal (uréthralgie), de la vessie (cystalgie), du testicule, etc. Cette douleur, on peut dire sans lésion apparente, finit par donner au malade un état de dépression nerveuse et mentale particulier. Il arrive à être *neurasthénique* et *hypocondriaque*, c'est-à-dire à avoir des idées noires. De plus, il devient souvent un craintif, un timoré, un timide. Il ne peut plus pisser quand il sait quelqu'un près de lui, il a des rétentions d'urine faciles, parce qu'il a des spasmes (voir chapitre Rétrécissement); il a des faux pas, c'est-à-dire des érections incertaines. Il doute du succès possible... et adieu le succès s'il doute... il ne peut compter sur aucun résultat.

Le traitement de cet état consistera en calmants : (*Liqueur Japonaise*), — en tisane (*thé des Chartreux et mélange diurétique Peyronnel*), — en bains, en douches, — en fortifiants (*mélange tonique Peyronnel, Bols végétaux*) — en vins fortifiants (*vin tonique du professeur Peyronnel*) — nourriture substantielle, distractions.

Rétrécissements. — Les rétrécissements du canal ne viennent jamais chez un homme qui n'a pas eu d'inflammation du canal ni de chute sur le canal.

Les rétrécissements ne viennent jamais avant trois ans (on pourrait dire dix ans) écoulés depuis la première chaude-pisse.

On les reconnaît facilement en ce que le jet de l'urine est moins fort et en ce qu'on est obligé de *pousser* pour uriner.

Peu à peu le jet diminue de force et on arrive à pisser sur ses souliers. Là est le seul signe du rétrécissement.

Les jets en vrille, en tire-bouchon, bifides, carrés, ne signifient rien, absolument rien. On peut faire l'expérience suivante : on prend une carafe pleine d'eau à large goulot, on verse doucement, le jet d'eau sortira en vrille, en tire-bouchon, en carré, à volonté. Il ne faut pas oublier qu'au sortir du canal l'urine rencontre le capuchon de peau et que ce capuchon de peau (prépuce) peut modifier le jet selon sa situation vis-à-vis du canal urinaire. De plus, il faut connaître le calibre du canal pour se rendre compte que la forme du jet peut être variable. En sortant de la vessie, le canal passe à travers un anneau qui le serre pour le fermer. A ce niveau, il est donc en forme d'un point (●). Ensuite il est un peu plus élargi au niveau du bulbe. Plus loin il est aplati et sa paroi supérieure repose sur sa paroi inférieure (⌣). A l'orifice, au contraire, ce sont les parois latérales qui se touchent (()). Sans compter qu'immédiatement avant le méat (orifice du gland) le canal est un peu dilaté (fosse naviculaire) (c'est là le siège de la chaude-pisse au début : nous y reviendrons). Dans un tube ainsi formé, qu'on fasse passer

un courant d'eau avec une pression plus ou moins
forte, grâce à une poire en caoutchouc, par exemple,
sur laquelle on pressera plus ou moins (pour simuler
la vessie), et on verra bien quelles seront les diverses
formes du jet.

*Nous le répétons, le seul signe du rétrécissement est
l'affaiblissement progressif de la force du jet d'urine.*

Remarquez que nous ne disons pas l'impossibilité
d'uriner. Non. Un malade qui, *brusquement*, ne peut
plus pisser n'a pas un rétrécissement : il a un *spasme
du col de la vessie,* — une *pierre,* — mais il n'a pas
de rétrécissement *vrai* du canal. Il faut — pour qu'il y
ait rétrécissement — que l'écoulement diminue peu à
peu pour arriver à cesser, si on n'y porte pas remède.

C'est grâce au spasme du canal ou du col de la
vessie que beaucoup de réclames doivent leurs succès.
Le spasme cède assez vite et dans bien des cas.

Souvent la nervosité du malade l'entretient. Cette
nervosité cesse et le spasme aussi. Le malade pisse
et on croit à l'efficacité de la réclame !!...

Le spasme est quelquefois tel qu'une sonde ne peut
passer. Plus la sonde est petite, moins elle passe. Un
médecin qui a un peu d'expérience ne s'y trompe pas.
C'est une question d'étude, d'expérience et de patience.

Le spasme n'est pas une maladie. Pour le faire disparaître, il faut des calmants (*Sédatif Peyronnet*), —
des suppositoires (*suppositoires Peyronnet*), — des
bains dans lesquels on mettra de la *Poudre sédative
de Homberg*.

Le rétrécissement peut arriver à être très serré si
le malade attend trop longtemps pour se faire examiner. Alors le malade a sa vessie qui se distend toujours, il ne peut la vider, la vide mal et pisse toujours

goutte à goutte. A ce degré, le rétrécissement est grave, car il peut y avoir rupture du canal, — et l'urine, se répandant dans les tissus, peut amener la gangrène et l'infection (*infiltration d'urine*).

Le rétrécissement se soigne par la dilatation. On passe dans le canal des tiges de plus en plus grosses pour élargir le rétrécissement. *Ce traitement n'est pas douloureux.*

Plus tard, trop tard, il n'y a qu'un moyen : couper le rétrécissement.

Souvent, dans le rétrécissement peu accentué, le malade voit une goutte qu'il croit, ou pourrait croire, être une goutte militaire. Il n'en est rien. C'est un écoulement de *mucosités* qui se forment derrière le rétrécissement. Ceci encore est un signe de rétrécissement.

Ce suintement, cette fausse goutte militaire, disparaît quand le rétrécissement n'existe plus.

Ce suintement n'existe pas dans les spasmes du col.

Impuissance. — Chez les sujets nerveux, voilà une complication qui peut compter. La chaude-pisse ne donne jamais l'impuissance, les malades peuvent donc se rassurer. En faisant de l'hydrothérapie, en suivant une hygiène sévère, en ne s'impatientant pas, ils arriveront toujours à d'excellents résultats. La chaude-pisse peut avoir donné naissance chez un prédisposé à une cause qui fait l'impuissance, mais celle-ci n'est qu'une coïncidence et, en tout cas, n'est que momentanée. Nous conseillons, dans ce cas, au malade de prendre des toniques, des reconstituants. Le *vin tonique Peyronnel* fait merveille. Il faut prendre également la *Liqueur Péruvienne et les Bois végétaux Peyronnel*.

Stérilité. — La stérilité peut exister, mais elle est passagère, à moins que sur l'orchite double ne soit venue se greffer une autre maladie, comme la tuberculose testiculaire. Il faut savoir que tout homme qui n'a eu qu'une orchite simple n'est pas stérile, et qu'en cas d'orchite double la stérilité n'est que transitoire la plupart du temps.

Aux causes de la chaude-pisse (chap. vii), nous parlerons de la contamination possible longtemps après la période aiguë.

Nous parlerons de l'herpès et des végétations au chapitre vi. Ces troubles peuvent survenir chez des personnes qui n'ont jamais eu la chaude-pisse.

~~~~~~~~~~

Dans tous les cas précédents bien se méfier du charlatanisme en quarante-huit heures, promesse absolument fausse et absurde ; ne s'adresser qu'à des spécialistes sérieux qui vous guériront en vous faisant dépenser très peu.

~~~~~~~~~~

NOTA. — La Clinique humanitaire du Professeur Peyronnel, 21, rue de Lyon et 32-35, rue Crémieux, à Paris, téléphone 928-49, soigne d'une façon spéciale ces maladies ; y écrire (voir page 107), ou s'y adresser. Discrétion absolue. — Consultations gratuites, tous les jours (dimanches et fêtes exceptés), de 8 heures à midi et de 2 heures à 7 heures.

CHAPITRE V

La Blennorrhagie chez la femme.

Les organes génitaux de la femme sont ainsi constitués :

L'entrée est fermée par les grandes et les petites lèvres. Écartées, elles laissent apercevoir en haut un petit orifice circulaire, c'est l'orifice du *canal urinaire*, venant de la vessie ; plus bas, un orifice allongé de haut en bas (la femme étant couchée), c'est l'*orifice du vagin* ; de chaque côté des petites lèvres, deux petits orifices gros comme la tête d'une aiguille, ce sont les orifices de deux glandes (*glandes de Bartholin*), qui ont dans la chaude-pisse une grande importance. C'est pourquoi nous les signalons.

Le vagin s'ouvre donc au-dessous du canal urinaire.

Le vagin est un canal extensible, fermé à l'extrémité profonde. A cette extrémité se trouve un corps ayant la forme d'une poire, l'*utérus* ou *matrice*, dont le petit bout dépasse dans le vagin. Cette petite extrémité de la poire porte à son sommet un orifice qui est l'ouverture de la cavité de l'organe. En haut, à la grosse extrémité de la poire (*utérus*),

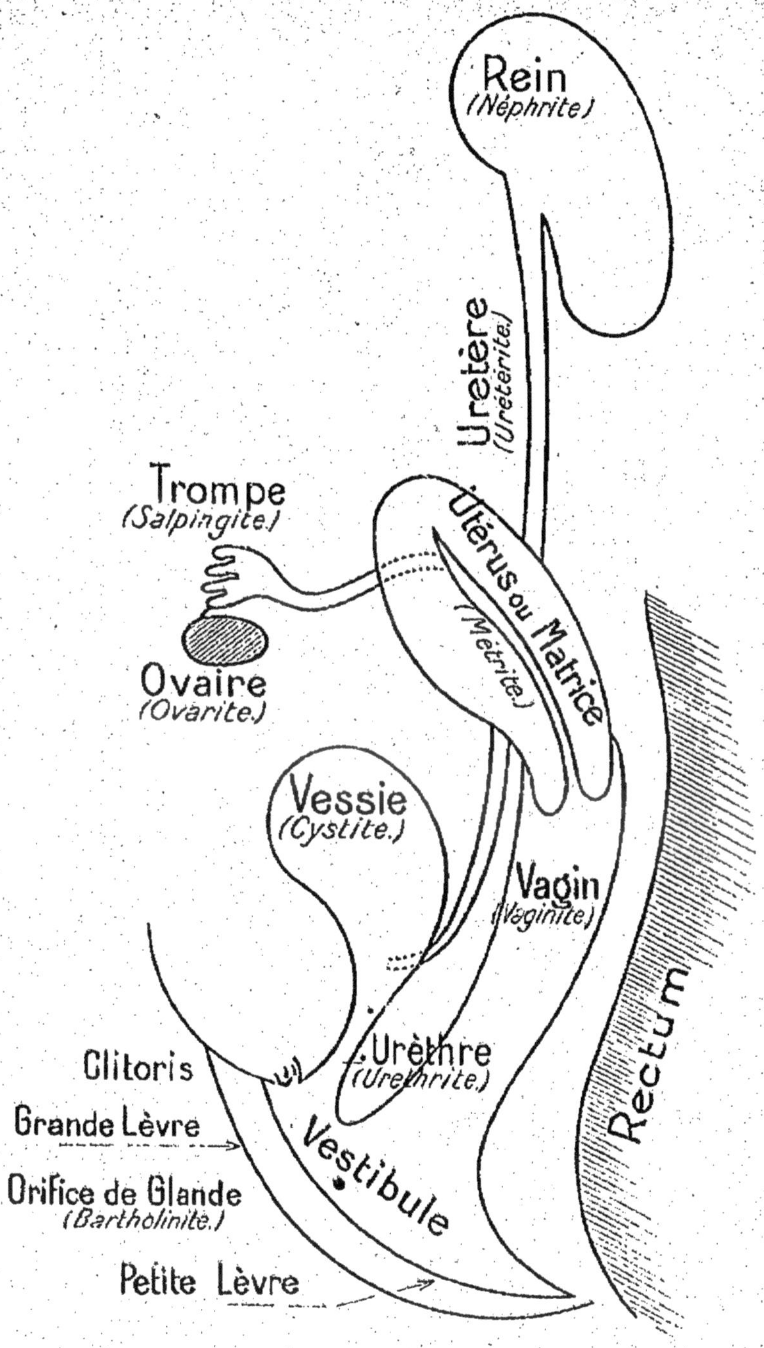

ORGANES GÉNITAUX CHEZ LA FEMME

qui est dans le bas-ventre, entre le rectum en arrière et la vessie en avant, partent de chaque côté deux tubes qui vont latéralement vers les ovaires. Les ovaires sont les analogues du testicule de l'homme. Les tubes sont les trompes, et ces *trompes* communiquent avec le péritoine.

Ceci est la filière génitale de la femme. La filière urinaire est comme chez l'homme composée d'un canal urinaire, de la vessie, des urétères et des reins.

Ces deux filières chez la femme se réunissent derrière les grandes et les petites lèvres, à la vulve.

Ces détails ont leur importance pour bien comprendre la chaude-pisse chez la femme, et sa contamination.

Il n'y a pas de prostate chez la femme.

Chez la femme, on peut suivre l'évolution de la chaude-pisse dans la filière génitale et dans la filière urinaire, puisque ces deux filières sont distinctes et que leur réunion a lieu presque à l'extérieur, c'est-à-dire derrière le rideau facilement mobilisable des grandes et petites lèvres.

Chez l'homme, la réunion des deux voies a lieu au niveau de la prostate, aux portes même de la vessie.

Nous ne parlerons pas de la chaude-pisse urinaire chez la femme au point de vue des complications : la cystite, l'urétérite, la néphrite, sont absolument les mêmes que chez l'homme et nécessitent les mêmes traitements.

L'uréthrite (inflammation du canal de l'urèthre) est moins fréquente chez la femme que chez l'homme, et la cause de la contamination explique facilement cette différence de fréquence.

L'*uréthrite* se caractérise par la brûlure en urinant, par l'écoulement de pus. Mais l'uréthrite est rarement isolée, elle existe la plupart du temps avec l'inflammation de la filière génitale, et il est difficile de savoir si le pus vient de l'une ou de l'autre.

Nous ne parlerons donc, chez la femme, que de la blennorrhagie génitale. Chaque stade de la filière — vulve — glandes de Bartholin — vagin — utérus — trompes — ovaires — peut être envahi par l'inflammation qui, là aussi, remonte de l'extérieur vers l'intérieur. Toutefois, c'est souvent, presque toujours, par le vagin que commence la chaude-pisse chez la femme. Du vagin, elle va à la vulve, aux glandes de Bartholin, à l'urèthre.

Les complications ne commencent que quand la chaude-pisse gagne la vessie et l'au delà, l'utérus et l'au delà. La chaude-pisse chez la femme est donc une *vagino-vulvo-uréthrite*, c'est-à-dire une inflammation de ces trois régions.

Nous décrirons donc ensemble l'inflammation de la vulve et du vagin : *vulvite* et *vaginite*.

La **vulvo-vaginite** se caractérise par une douleur aiguë, continuelle, une rougeur vive de la région, un écoulement non pas blanc, mais verdâtre, qui agglutine les poils des grandes lèvres, irrite la partie interne des cuisses. La malade se sent toujours mouillée, le frottement de la région, pendant la marche, lui fait mal ; aussi marche-t-elle les jambes légèrement écartées ou lentement, le corps penché un peu en avant. Malgré les soins de propreté les plus minutieux, il se dégage une odeur forte, pénétrante, spéciale, qu'on ne peut comparer à rien ; qui l'a sentie une fois ne s'y méprend plus. De plus, mais pas toujours, la malade a de la douleur en urinant. Elle n'a de douleur que si l'urèthre (le canal de l'urine) est pris ; sinon, elle ne ressent rien.

Le vagin est douloureux, gonflé, la femme est comme très étroite, tant l'inflammation a gonflé les parties. La fièvre est insignifiante, l'appétit est bon. L'état général est excellent tant que la chaude-pisse est simple et reste localisée au vagin et à la vulve, tant qu'elle n'a pas de complication.

La chaude-pisse, chez la femme, met aussi trois ou quatre jours à se déclarer. (De là de graves problèmes qui se posent et dont nous parlerons au chapitre VII au sujet des causes de la blennorrhagie.)

L'écoulement irrite tous les tissus de la vulve : les petites lèvres, les grandes lèvres sont rouges et tuméfiées. Les glandes de Bartholin (ces deux petits orifices dont nous venons de parler et qui se trouvent à la racine des petites lèvres, de chaque côté de l'entrée du vagin) sont maintenant importantes pour reconnaître la blennorrhagie. L'inflammation des glandes n'est peut-être pas faite, elle n'aura peut-être pas lieu, mais l'inflammation de l'orifice existe et se caractérise par deux petites taches rouges, en collerette, autour de l'orifice. C'est là un signe presque certain de la chaude-pisse chez la femme.

La chaude-pisse dure environ un mois chez la femme qui se soigne.

La contagion est encore possible après ce laps de temps, nous expliquerons pourquoi plus loin. Plus loin aussi (chap. VII) nous dirons comment et pourquoi les rapports n'ont pas besoin d'être prolongés ni très intimes pour entraîner la chaude-pisse.

Le **traitement** consiste en injections désinfectantes

(*Roburine Peyronnel*), — en bains, — en tampons locaux (*antileucorrhéique Peyronnel*), — en une hygiène sévère

Les complications urinaires sont étudiées plus haut. Les complications génitales sont : la *bartholinite*, la *métrite*, la *salpingite*, l'*ovarite*. Les complications extra-génitales et générales sont les mêmes que chez l'homme.

La **bartholinite** est l'inflammation de la glande, dont les conduits s'ouvrent aux points que nous avons indiqués ci-dessus, dans le vestibule du vagin.

La contagion se fait par les conduits, qui s'enflamment de l'orifice vers la profondeur.

Elle se caractérise par un gonflement, par une rougeur, une douleur et une chaleur intense de la grande lèvre. Le moindre attouchement fait mal, et au bout de quelques jours, en pressant (ce qui est très douloureux) sur la grande lèvre, on voit sourdre du pus par l'orifice. C'est un véritable abcès qui peut se percer de lui-même ou qu'on est obligé d'inciser.

Guérie d'un côté, la bartholinite peut apparaître de l'autre ; — le contact explique facilement ce fait.

Une fois l'abcès vidé, la bartholinite est guérie ; — mais elle peut rester à l'état chronique et présenter une sorte d'induration dans la grande lèvre.

Le **traitement** consiste en des lotions, lavages, bains, bains de siège (*Poudre sédative de Homberg*).

Le **traitement préventif curatif** consiste en des calmants locaux (*Poudre sédative de Homberg*) et au besoin dans l'incision. Certains médecins font des injections dans la glande, — d'autres extirpent la glande complètement.

Métrite. — C'est l'inflammation de l'organe dont la petite partie fait saillie dans la cavité vaginale.

La femme atteinte de métrite a de fortes douleurs dans le bas-ventre, aux reins, quelquefois aux cuisses. Elle se tient courbée, mais n'est bien que couchée (et encore!). Elle a des pertes abondantes, caillebottées, verdâtres ou semblables à des crachats quand la métrite n'atteint que le col. L'organe enflammé, irrité, pèse sur l'intestin et la vessie. L'état général se trouve altéré. Les règles peuvent être douloureuses, mais restent normales le plus souvent.

Le *traitement* consiste dans le repos au lit, des injections chaudes (*Roburine Peyronnel*), des bains de siège, des lavements, des suppositoires calmants (*suppositoires Peyronnel*).

Salpingite-ovarite. — Ces complications se traduisent par des douleurs terribles dans le bas-ventre, d'un ou des deux côtés, suivant le côté le plus atteint. Il peut se former une tumeur que seul le médecin peut sentir. Il y a fièvre, il peut y avoir de la péritonite localisée, non étendue.

Même traitement que pour la métrite.

Ces deux dernières complications ne peuvent être que soupçonnées par la malade, mais le médecin seul peut les reconnaître. C'est pourquoi nous n'en donnons que les grandes lignes.

Les complications « urinaires » et « extra-génitales » de la chaude-pisse sont les mêmes chez la femme que chez l'homme, nous n'y reviendrons pas.

Les complications tardives sont : les *névralgies abdominales*, la *chronicité des complications aiguës*, la *neurasthénie*, la *stérilité*, la *contamination possible*, l'*herpès* et les *végétations*. Nous en avons déjà parlé.

~~~~~~~~~~

Les pauvres malades atteints de cette maladie sont exploités bien souvent par des gens de tout acabit sans feu ni lieu, ayant seulement une adresse pour recevoir leurs lettres et mandats chez une concierge complaisante moyennant finance. Nous mettons nos lecteurs en garde contre cette nouvelle exploitation de la souffrance humaine. Qu'ils s'adressent à des spécialistes connus et ayant pignon sur rue.

~~~~~~~~~~

NOTA. — La Clinique humanitaire du Professeur Peyronnet, 21, rue de Lyon, et 32-35, rue Crémieux, à Paris, téléphone 928-49, soigne d'une façon spéciale cette maladie et toutes ses complications ; y écrire (voir page 107), ou s'y adresser. Discrétion absolue. — Consultations gratuites, tous les jours (dimanches et fêtes exceptés), de 8 heures à midi et de 2 heures à 7 heures.

CHAPITRE VI

Maladies pouvant faire croire au malade qu'il a la blennorrhagie.

~~~~~~~~~~

Nous avons dit que les signes de la chaude-pisse étaient l'écoulement de pus par le canal, — la douleur en urinant, — la verge rouge et tuméfiée.

Il n'y a pas à s'y méprendre ; cependant certains timorés sont alarmés pour un rien et croient voir quelque chose là où il n'y a rien. Ces pauvres malheureux, tout particulièrement, sont la proie facile des exploiteurs. Aussi dans ce chapitre, pour mettre en garde des craintes et des appréhensions, nous mentionnerons les faits naturels qui peuvent faire croire à la chaude-pisse, — les maladies qui y ressemblent et certaines qui n'y ressemblent pas du tout, mais peuvent attirer une attention maladive. Ces dernières maladies peuvent aussi faire croire à la vérole. Aussi, à l'étude de la syphilis, renvoyons-nous ce chapitre.

Urétrite légère. — *Faits naturels.*

Un homme, à la suite d'excès de toutes natures, peut avoir une irritation du canal, se traduisant par
~~~~~~~~~~

une rougeur de la peau et des lèvres de l'ouverture du canal. Il peut y avoir un léger suintement. Ce n'est pas la chaude-pisse **si cet état se produit le lendemain des excès.** La chaude-pisse, *à moins de très rares exceptions,* ne se montre *jamais* avant la trente-sixième heure après le coït suspect.

Le traitement de cette irritation consistera en tisanes (mélange de *plantes diurétiques du professeur Peyronnet*), en bains, en repos.

Érection. — *Autre fait.*

Après des rapports douteux, un homme, en pressant son canal le matin, voit sourdre une gouttelette plus ou moins louche. Il devient tremblant, il perd la tête. Il s'étudie, cherche à uriner pour savoir s'il souffre. Il urinera tous les quarts d'heure s'il peut. Il regardera sa verge toutes les cinq minutes. Il est plus malade moralement que localement. Si ce fait se produit le quatrième jour au matin, il peut craindre ; mais si ce fait se produit souvent, il ne doit pas y faire attention et en être alarmé. Ce fait arrive quand une érection s'est produite un peu avant le réveil, érection causée souvent par le besoin d'uriner. C'est un fait naturel, dont on n'a pas à s'inquiéter s'il n'a pas lieu le quatrième jour au matin. Si c'est la chaude-pisse au début, il y aura, non pas douleur, mais chatouillement presque agréable au moment d'uriner ; à la pression du gland, un peu en arrière de l'entrée du canal, il y aura de la sensibilité, enfin les lèvres de l'ouverture seront un peu rouges et collées entre elles. Si ce n'est pas la chaude-pisse, rien de cela ne s'observe.

Irritation. — *Autre fait.*

Un homme couche dans des couvertures de laine. Par suite du frottement accidentel ou par suite d'un peu de laine posée sur le méat, il peut s'ensuivre de la rougeur, un peu d'irritation, un léger suintement. Mais il n'y a pas de douleur en urinant.

Le traitement consiste en lotions adoucissantes (*Poudre sédative de Homberg*).

Phimosis, Balanite. — *Autre fait.*

Il existe une conformation naturelle de la peau qui recouvre le gland telle que l'ouverture de la peau est trop étroite pour permettre le passage du gland et par conséquent le retrait de la peau. En un mot, dans ces conditions, l'homme ne « décalotte » pas ou « décalotte » plus ou moins, mais non complètement. Cet état s'appelle le phimosis. Ce n'est pas une maladie, c'est un état congénital. La peau, dans ces cas, recouvre toujours le gland. Les glandes qui sont à la racine du gland secrètent un liquide épais, qui s'épaissit et forme le smegma. Un homme atteint de phimosis ne peut se laver comme un autre, enlever tout ce smegma qui, mélangé à quelques gouttes d'urine, arrive à fermenter, à irriter le gland et la peau et à occasionner d'abord un écoulement qui ressemble à du pus. C'est le premier degré de la balanite, que nous avons déjà étudiée. Cette balanite n'aura aucun rapport avec une chaude-pisse. Elle n'est pas la chaude-pisse.

L'écoulement qu'on observe ne vient pas du canal,

mais on remarque qu'il vient du pourtour du gland. D'ailleurs on n'a pas de douleur en urinant.

Si on laisse aggraver cet état, la peau devient de plus en plus rouge avec tendance à l'abcès et au passage à l'état chronique.

Si on veut décalotter quand même, à ce moment-là, plus qu'à tout autre, on risque le paraphimosis (voir plus haut), qui n'a encore rien à voir avec la blennorrhagie.

Toujours la balanite guérit par des injections faites *non pas dans le canal*, mais entre la peau et le gland. Injections adoucissantes (*Poudre sédative de Homberg*) par des bains locaux.

Mais, une fois guérie, la balanite peut laisser des adhérences, des « soudures » entre le gland et la peau. Il s'ensuit que le malade ne peut plus décalotter du tout. C'est pour éviter cet inconvénient que Moïse a prescrit aux Juifs la circoncision, qu'ils aient ou non le phimosis. Pour éviter ces accidents, tout homme atteint de phimosis devrait en effet se faire opérer si le phimosis est étroit. S'il est assez large, il doit veiller à agrandir peu à peu le diamètre du prépuce.

Il peut se former quelques ulcérations sur la peau et le malade croit — à tort — avoir la syphilis.

Suite de sondages. — *Autre fait.*

A la suite de sondages ou d'injections faites mal à propos, on peut avoir un léger suintement qui n'a rien à faire avec la chaude-pisse. Le repos guérit cet accident.

Spermatorrhée. — *Autre fait.*

Un malade peut être atteint de spermatorrhée (écoulement de sperme) sans avoir la chaude-pisse. La consistance et l'odeur spéciale lui révèlent vite son infirmité, qu'il pourra traiter énergiquement par la bougie rectale, des bains, des tisanes (*mélange diurétique Peyronnet*), une hygiène sévère et la vie au grand air exempte d'excitations physiques et intellectuelles.

Spasmes et rétention d'urine. — *Autre fait.*

Un malade nerveux, irritable, inquiet, peut avoir sans raison apparente un spasme du canal et de la rétention d'urine. De là à croire au rétrécissement, il n'y a qu'un pas. Si le malade n'a pas eu la chaude-pisse, il n'a pas à croire au rétrécissement, celui-ci ne peut exister. S'il a eu la chaude-pisse, il doit savoir que la rétention ne se produit pas si vite et qu'il y a des degrés, des étapes, comme nous l'avons dit à l'article Rétrécissement. Le traitement est aussi exposé à cet article.

Rupture du filet. — *Autre fait.*

Au moment des rapports, dans un effort ou dans certaines conditions spéciales (disproportion trop accentuée, filet court, excitation très grande), il peut arriver que le filet ou frein se déchire. Le filet ou frein est une languette étroite partant du prépuce et allant s'attacher plus ou moins loin de l'orifice de l'urèthre, au-dessous de la verge. Ce filet contient une toute petite artère. Il peut se faire qu'il se déchire sans douleur. La douleur souvent ne vient qu'après. Mais on est effrayé par le sang qui s'écoule abondamment, sang rouge... On se croit perdu... On n'a qu'à mettre la verge dans un verre d'eau froide pour que l'hémorragie s'arrête. Ou, si l'on préfère, on n'a qu'à serrer avec les doigts l'extrémité de la verge. Il n'en faut pas plus. La cicatrisation est assez longue à se faire, mais ne présente jamais aucune complication. Cela n'a aucun rapport avec la chaude-pisse ni la vérole.

Pour faciliter la cicatrisation, on peut mettre de la poudre d'iodoforme, qui n'a qu'un inconvénient : l'odeur ; du calomel, du salol ; on peut laver avec des lotions (*Poudre sédative de Homberg*).

On peut ne rien faire que des soins de propreté.

Végétations. — *Autre fait.*

On a dit et on dit toujours que les végétations surviennent à la suite de la chaude-pisse. Quel émoi doivent avoir ceux ou celles qui ont des végétations ! Ils se figurent qu'ils ont ou ont eu la chaude-pisse. Ils croient l'avoir toujours, car les végétations sécrètent un liquide abondant qui tache le linge et qui irrite la peau. Ils croient l'avoir eue... parce qu'on le dit. Qu'ils se rassurent ! Nous affirmons qu'il n'est pas indispensable d'avoir eu ou d'avoir la chaude-pisse pour qu'il survienne des végétations.

Les végétations sont des excroissances qui poussent

sur le prépuce du côté où il recouvre le gland ; il peut aussi en pousser sur le gland. Chez les femmes, il en pousse sur la vulve, aux cuisses, près de l'urèthre, à l'entrée du vagin. On appelle ces végétations *excroissances* ou *choux-fleurs*.

Elles sont plus ou moins grosses, plus ou moins grandes, plus ou moins nombreuses, plus ou moins suintantes.

Elles développent une odeur âcre, repoussante.

Elles sont contagieuses, a-t-on dit ; nous ne le croyons pas. Nous avons des preuves du contraire, preuves indiscutables, expérimentales même.

Chose curieuse, elles peuvent disparaître d'elles-mêmes sans qu'on y ait rien fait. Mais ce fait est rare, le plus souvent, elles se propagent et gagnent du terrain. Il faut donc les enlever, et comme elles surviennent chez des personnes à peau suintante, il faut pour ainsi dire tanner cette peau avec des astringents. Pour les enlever, le seul moyen est : la cautérisation, le grattage ou le coup de ciseau. La récidive est fréquente.

N. B. — Les femmes enceintes peuvent avoir des végétations qui souvent disparaissent après l'accouchement.

Herpès. — *Autre fait.*

Chez certaines personnes, sans raison apparente, il se produit quelquefois sur le prépuce une irritation qui se caractérise par de la démangeaison et un peu de rougeur. Cette démangeaison est tenace, a quelque chose de presque voluptueux. Il est difficile de fixer son siège exact ; c'est sur le gland, à la racine, sur la peau qui recouvre le gland. Quelques heures après (6 ou 12) une plaque rouge vif paraît, et sur cette plaque deux ou trois petits boutons. En examinant bien, on voit de cette plaque partir une traînée étroite, rouge, qui suit le dos de la verge ou sa partie inférieure et va vers l'aine. Cette traînée s'appelle *lymphangite* (rien de grave, doit passer inaperçue, est sans conséquence). Les petits boutons sur la plaque rouge apparaissent comme des grains de tapioca ; ils paraissent transparents. Ils sont en nombre variable, agglomérés, contigus ou isolés, en plaques généralement. La démangeaison fait souvent qu'on les écorche : il en sort un liquide transparent. Une fois écorché, le bouton, à sa place, laisse une petite plaie qui tiendrait la pointe d'une aiguille. Cette plaie est taillée à l'emporte-pièce et paraît s'enfoncer profondément. En même temps que ces petits boutons, est survenu un gonflement du prépuce plus ou moins énorme, quelquefois assez considérable pour empêcher le retrait de la peau en arrière. A l'aine, apparaissent des ganglions (petites glandes) durs et douloureux au toucher... douloureux à la marche prolongée. Pas de fièvre générale ; pas de douleur en urinant. Urine normale.

Qu'on juge de l'émoi du pauvre malade, qui, s'il a eu un rapport douteux, croit avoir le chancre mou, la syphilis, la balanite, la chaude-pisse, que sais-je ! Si le malade est un soigneux de sa personne, un attentif, et *s'il a vu sur une plaque rouge des petites bulles grosses comme un grain de tapioca* quelque temps après l'apparition de la démangeaison, il peut être tranquille et ne rien craindre.

L'herpès n'est pas une affection grave, tirant à conséquence. C'est une affection gênante, ennuyeuse, tracassière, récidivante, mais elle ne laisse pas de trace.

Sa durée est de huit jours pour le gonflement, de douze jours pour la cicatrisation totale, soit en tout une vingtaine de jours.

Ses causes ? Beaucoup de discussions à ce sujet. Nous pouvons affirmer que l'herpès est une petite irritation locale causée par un défaut de propreté momentané.

Le *traitement* consiste, aussitôt le début de la démangeaison, à laver avec de l'alcool à 60° et des astringents (*Lotion Jean Carpi*). Si la poussée d'herpès n'est pas enrayée, le plus simple est de ne rien faire d'énergique, — de nettoyer et d'éviter les poudres irritantes, — de placer des poudres inertes : calomel, oxyde de zinc, talc, ou des pommades calmantes (*pommade Jean Carpi*). On peut faire des lotions, prendre des bains, des douches, etc. A l'intérieur, tâcher de modifier l'état général, car l'herpès ne se montre pas chez tout le monde : il faut y être prédisposé.

CHAPITRE VII

Traitement de la chaude-pisse.

TRAITEMENT PRÉVENTIF

Pour savoir ce qu'on peut faire pour éviter la chaude-pisse, il faut, à notre avis, connaître les causes de cette affection et savoir comment on la contracte. Il faut aussi savoir reconnaître sa présence, soit chez l'homme, soit chez la femme. Seulement après on pourra parler en connaissance de cause des moyens à employer pour ne pas avoir la chaude-pisse.

La cause de la chaude-pisse vraie (celle qui dure six semaines — nous ne parlons pas de l'irritation du canal, qui n'est que passagère), la cause est un microbe qui, au miscroscope, ressemble à deux haricots qui se regarderaient par leur partie incurvée. C'est le microbe de Neisser. Ce microbe une fois déposé sur la muqueuse, y séjournant, pousse comme un champignon, et pousse d'autant plus vite que le terrain de culture est meilleur. Ce terrain est bon quand il est sanguin et sans résistance. La culture s'étend, gagne les glandes, les pénètre, envahit certains canaux très abondants qu'on nomme les lymphatiques, et la chaude-pisse est déclarée. Voilà la seule cause.

Si un homme qui a la chaude-pisse a des rapports

avec une femme, il dépose à l'entrée du vagin une goutte de pus. Ce pus contient des microbes qui vont pousser et proliférer, s'étendre dans le canal de l'urèthre, dans les glandes de Bartholin, dans le canal vaginal. Qu'on se reporte au chapitre V et on verra comment cette extension est facile. Voilà la chaude-pisse installée chez la femme... Le pus, peut-être, n'a pas été déposé à l'entrée du vagin, mais dans le vagin. Il y prolifère ; l'urèthre alors ne sera pas pris, ni les glandes de Bartholin, ou seront pris très tard, mais la matrice risque d'être contagionnée.

Un homme sain, au contraire, a des rapports avec une femme contaminée. Il est hors de doute que la femme, sans avoir d'éjaculation, projette à certains moments du liquide de ses glandes. Il est hors de doute aussi que, pendant les rapports, les lèvres de l'orifice du canal de l'homme s'entr'ouvrent. Il est hors de doute enfin qu'il se produit comme une succion mécanique. Dans ces conditions, du pus peut pénétrer à l'entrée du canal chez l'homme, s'y implanter et déterminer la chaude-pisse.

La chaude-pisse chez l'homme n'est déclarée que dans le cas où la fosse naviculaire (c'est-à-dire la petite dilatation du canal qui se trouve à l'entrée de l'orifice du canal) est enflammée, irritée. A ce moment seulement commence toute la série des symptômes. On prévoit déjà l'idée qu'on a pu avoir des injections préventives et abortives de la chaude-pisse. Nous y viendrons tout à l'heure.

Voici les conditions dans lesquelles on peut contracter la chaude-pisse :

1° Un homme, pour une raison quelconque, veut avoir — ou se croit obligé d'avoir — des rapports avec une femme. Cet homme a la chaude-pisse. Il le sait ; mais nos mœurs sont telles que souvent, trop souvent, on n'hésite pas, pour des raisons purement morales, à faire le mal à son prochain, même au risque de se faire mal à soi-même. Donc cet homme doit (c'est lui qui le dit) avoir des relations avec une ou sa femme. Bien entendu, en homme scrupuleux, il aura pris au préalable, à l'insu de la femme, toutes les précautions que son imagination pourra lui suggérer : il aura uriné avant, se sera lavé avant... peut-être même aura-t-il pris une injection avant... Qu'arrive-t-il après tout cela ? c'e   que, quoi qu'il ait fait, l'inflammation, restant toujours plus ou moins aiguë, aura donné un peu de pus, une goutte, si l'on veut.

L'éjaculation arrivant aura avec elle chassé cette goutte de pus ou, à défaut de cette goutte, aura lavé tout le canal et aura déposé le tout dans le conduit vaginal. Or, le conduit vaginal, au moment des rapports, est très congestionné, les inflammations sont facilement implantables. Voilà un bon terrain qui va cultiver et faire proliférer la graine, le microbe de la chaude-pisse... il faut trois ou quatre jours pour cela...

Que deviendra le malheureux qui, pendant ces trois ou quatre jours, s'aventurera, si la femme est une femme galante, à avoir des relations avec elle. Il aura la chaude-pisse, lui aussi.

2° Un homme a eu la chaude-pisse depuis longtemps. Il se croit autorisé, sans causer préjudice à autrui, à avoir des rapports avec une femme. Or, il a une goutte militaire (chaude-pisse chronique), qui est contagieuse. La contagion sera d'autant plus facile que les précautions seront plus rudimentaires, étant donnée la sécurité trompeuse du monsieur. Un tiers survenant aura la chaude-pisse fatalement.

3° Un homme a eu la chaude-pisse, il l'a eue d'une femme qu'il connaît et qu'il fréquente toujours. Tous deux sont guéris, — ou prétendus guéris. — Un jour un ami de l'homme partage les délices de sa femme. L'ami a la chaude-pisse (!) alors que l'homme ne l'a plus et ne l'a pas quand même. On criera au miracle, à la justice naturelle. La chose est cependant facilement explicable. L'homme et la femme sont en quelque sorte vaccinés l'un pour l'autre et l'un par l'autre. Le pauvre ami coupable, lui, est un terrain nouveau pour le microbe, un bon terrain, et le microbe pousse et pullule.

4° Un homme a eu la chaude-pisse, il est guéri, ou une femme a eu la chaude-pisse, elle est guérie. En un mot l'un des deux acteurs a eu, mais n'a plus. Qu'ils se rencontrent après fortes libations, danses, etc., toute la série des excitants, qu'ils se soient échauffés en un mot et qu'échauffés ils aient eu de nombreux rapports. Si l'homme ou la femme n'a rien à la suite de semblables conditions, c'est qu'un dieu les protège, disait Ricord... La condition essentielle (Ricord ne le dit pas) est que l'un des deux ait eu la chaude-pisse.

5° Un homme n'a pas eu de rapports, mais de simples attouchements avec sa verge. Il est facile de comprendre qu'une gouttelette de pus peut donner la chaude-pisse.

6° Un homme, avant l'acte, a uriné pour ne pas donner la chaude-pisse. Une femme, avant l'acte, a pris une injection, a uriné pour ne pas donner la chaude-pisse. Précautions raisonnables, mais quatre-vingt-dix-neuf fois sur cent inutiles. Car, pendant l'acte, les glandes sécrètent des liquides. Ces liquides entraînent des microbes et ces microbes se sèment ; la graine en est toujours bonne, si le terrain lui convient.

7° La chaude-pisse est transmissible aussi par la bouche, qui peut contenir du pus ou des microbes de la chaude-pisse ; — par le rectum, qui peut aussi être habité et avoir été ensemencé par un prédécesseur.

Comme on le voit, les moyens de contracter la chaude-pisse sont variés et nombreux. Reste à savoir si les moyens de l'éviter les compensent.

Moyens d'éviter la chaude-pisse. — Pour l'éviter, avons-nous dit, il faut la reconnaître.

On la reconnaîtra chez l'homme qui a uriné par la présence des signes suivants : légère enflure des bords de l'ouverture du canal, légère rougeur, et quelquefois, en pressant sur le canal, de la racine de la verge à l'extrémité, on peut voir une gouttelette de pus. Si la chaude-pisse est très ancienne, si elle est chronique, il n'est pas facile de la découvrir, et les plus malins peuvent s'y laisser prendre. Il faut le microscope, mais le microscope n'est pas à la portée de tous... surtout dans certains moments.

Si l'homme n'a pas uriné, la chaude-pisse est plus facile à découvrir : gonflement, rougeur, entre le gland et le prépuce on voit des traces de pus, la verge est un peu douloureuse.

Dans les deux cas, la chemise, le plus souvent, sera la dénonciatrice en montrant des taches arrondies, pas trop étendues (une pièce de 25 centimes ou de

50 centimes), de couleur verdâtre ou jaunâtre, de teinte irrégulière et empesant le linge.

Chez la femme, on reconnaîtra la chaude-pisse aux taches de la chemise (c'est déjà plus difficile, car la femme peut avoir des pertes blanches, qui ne sont pas la chaude-pisse). Il ne faut compter qu'avec celles qui ont une teinte verdâtre. Les petites lèvres sont rouges, l'orifice de l'urèthre et des glandes de Bartholin sont rouges. Ces derniers signes sont de bons signes quand on les voit. A l'état normal, on ne voit pas nettement ces orifices, il faut les chercher. Si la femme n'a la chaude-pisse que dans le canal vaginal, on ne peut rien voir. Cependant nous rappelons que les personnes atteintes de chaude-pisse dégagent pour la plupart une odeur désagréable, particulière, un peu âcre, écœurante, à laquelle on ne se trompe pas. Encore faut-il l'avoir sentie une fois, car rien n'est plus difficile de décrire une odeur. On ne peut la faire connaître que par comparaison avec une autre odeur ; or, celle-ci est particulière... et désagréable. C'est, hélas ! tout ce qu'on peut dire.

Ainsi, que faire quand on doit avoir un rapport douteux avec une femme douteuse ?

Avant : ne pas uriner, — se laver avec une solution antiseptique et mettre sur le gland et le prépuce une pommade antiseptique, ne donnant pas prise aux liquides de la femme. Le plus sage est de mettre un préservatif... *mais* tous « sont une toile d'araignée contre les maladies », *mais* certaines personnes ne peuvent ni ne veulent en entendre parler, *mais*... on n'en a pas toujours à sa portée ;

Pendant : ne pas s'amuser aux bagatelles de la porte, aller vite en besogne... ne pas trop répéter la besogne, quelque agréable qu'elle soit ;

Après : se laver gland, prépuce et verge avec un liquide antiseptique (*solution Jean Carpi*) tiède si possible, et assez concentré, ou avec de l'eau et du savon. Uriner aussi copieusement et aussi fort que l'on pourra. Certaines personnes se donnent dans le canal une injection antiseptique. Se laver les mains, prendre un bain général.

Alors on a bien des chances de revenir indemne d'endroits d'où d'autres sont sortis éclopés...

Toutefois si on a une chaude-pisse ancienne, non complètement guérie, on a une récidive inévitable, quoi qu'on fasse, en ayant des rapports avec une femme qui a la chaude-pisse.

En règle générale, on ne doit pas, pour soi ni pour les autres, avoir des rapports tant qu'une chaude-pisse n'est pas radicalement guérie, même de ses complications.

La femme qui craint — mais la femme craint toujours moins que l'homme les maladies vénériennes — doit :

Avant : prendre une injection antiseptique (*Injection végétale Peyronnel n° 1*) ;

Pendant : garder l'immobilité le plus possible ;

Après : prendre une injection antiseptique tiède, se laver avec de l'eau et du savon, si possible, et prendre un bain.

Les précautions préventives, chez la femme, sont plus difficiles à prendre que chez l'homme ; la chose est facile à concevoir.

Traitement curatif.

A côté du traitement qui consiste à éviter la blennorrhagie (*traitement préventif*), du traitement qui a pour but de la « couper » (*traitement abortif*), il existe le traitement de la chaude-pisse déclarée.

Le traitement préventif est le meilleur. Mieux vaut éviter que guérir. Le traitement abortif (injections fortement antiseptiques et même cautérisantes au nitrate d'argent) ne peut être fait par le malade lui-même, est quelquefois infidèle et peut, s'il est mal fait, ouvrir la porte aux complications que nous avons ci-dessus mentionnées.

Le traitement curatif est simple, encore faut-il le suivre. Il est hygiénique et médicamenteux.

Hygiénique : il consiste à éviter la fatigue et les efforts, à supprimer de l'alimentation les mets épicés et connus sous le nom d'« échauffants », à résister à la tentation de boire vin, bière et alcools. La bière surtout est d'un effet funeste. En un mot, le traitement hygiénique a pour but, sinon de guérir, au moins d'empêcher l'apparition des complications que pourrait donner un abus ou un excès quelconque. *Tout rapport sexuel doit être suspendu.* Il est criminel et dangereux à un homme qui se sait atteint de chaude-pisse d'avoir des relations avec une femme.

Des préjugés, des on-dit, des imbéciles affirment

que le meilleur traitement de la chaude-pisse est d'avoir un coït régulier et répété, voire même d'avoir les faveurs d'une vierge. C'est tout simplement monstrueux. On donne la maladie et on *court le danger réel* d'une complication qui peut être mortelle.

Il est facile de comprendre que les rapports sexuels déterminent un afflux de sang aux parties génitales et sont l'occasion d'un travail, d'un effort. Or, tout afflux de sang doit être évité dans l'inflammation de la verge, aussi bien que dans l'inflammation du poumon. Or tout travail, tout effort doit être évité pour la verge transformée en quelque sorte en abcès, comme pour le bras quand il est le siège d'un panaris ou d'un phlegmon. Ce raisonnement est tellement évident qu'il faut, pour expliquer la conduite dictée par les on-dit, penser au déséquilibre mental dans lequel jette une maladie vénérienne quelconque.

Boire aux repas de l'eau bicarbonatée, de l'eau de Vichy, de Pougues, de l'eau de lin ; manger des légumes verts, des viandes blanches, des œufs ; éviter les asperges, les salaisons, les épices, les mets faisandés, voilà tout le régime à suivre.

Porter un suspensoir pour les marches ou les sorties en voiture, surtout pour l'équitation.

Tel est le traitement hygiénique qui devra être suivi depuis le début de la chaude-pisse jusqu'à sa guérison radicale.

Le *traitement médicamenteux* consiste en médicaments à prendre par l'estomac et en injections.

Les premiers jours, quand la chaude-pisse est vraiment « chaude », il faut éviter les injections, qui font plus de mal que de bien. En effet, toute la partie intérieure du canal est tuméfiée, boursouflée, et la moin-

dre irritation exaspère la tuméfaction et la boursou-
flure.

Il faut simplement laver le gland et le prépuce souvent avec de l'eau contenant du bicarbonate de soude,
avec de l'huile, avec la *solution Jean Carpi*. Il faut
faire un petit pansement propre avec du coton
hydrophile trempé dans la solution qui doit servir au
lavage. Ce coton hydrophile formant capuchon entre
le gland et la peau rabattue doit être changé chaque
fois que l'on urine ou plutôt chaque fois qu'il est
liquide pénètre dans l'arrière-canal, y mène du pus et
coton.

Ce coton a l'avantage d'éviter le pus à la chemise,
ou sur la peau du voisinage, ou sur les vêtements.
Ce pus est très virulent et peut occasionner principa-
lement mal aux yeux (conjonctivite) et déterminer une
affection grave.

Les injections pourront être commencées aussitôt
que la période cuisante sera passée. Il faut se servir
pour les faire d'une seringue très propre (une seringue en verre est très suffisante). On lave la seringue
avec de l'eau bouillie et antiseptique. On introduit le
bout de la seringue dans l'orifice du canal, pas trop
loin, de façon que le liquide puisse sortir peu après
son entrée dans le canal. Il faut faire en quelque sorte
un lavage. Voici pourquoi : si on introduit la seringue
trop avant dans le canal de façon à l'oblitérer, le
liquide pénètre dans l'arrière-canal, y mène du pus et
détermine la cystite. On pourrait dire que le pus qu'il
y mène n'est plus malsain, attendu que le liquide de
l'injection aura tué les microbes. C'est là une erreur
profonde. Le liquide employé tue les microbes qui se

trouvent en contact direct avec lui, mais il est des microbes enfermés dans des globules de pus comme s'ils étaient dans une boule d'huile sur laquelle l'eau et les liquides ne mordent pas. Cette gouttelette de pus est donc chargée de microbes qui ne demandent qu'à pousser. Pour cette raison il faut éviter les injections profondes. Si on veut y recourir, il faut s'adresser a un médecin qui aura soin, avant de pousser le liquide très loin, de laver l'excès de pus qui se trouve à l'entrée du canal. Si le malade veut opérer lui-même, qu'il fasse comme le médecin, qu'il lave d'abord le canal sans en fermer complètement l'orifice, de façon à en chasser le pus, et, une fois le pus chassé, qu'il se donne une injection en fermant l'orifice.

Il faut apporter à ce traitement — efficace quand il est bien fait — beaucoup de soins méticuleux, car il est très dangereux s'il est mal fait.

Quand le liquide devient filant, qu'il s'étire d'un bon centimètre (quand placé entre deux doigts on les écarte), on peut alors commencer le traitement interne en absorbant du copahu, du cubèbe, du santal. Il faut d'abord prendre les *capsules de malicine Peyronnel*, contenant ces diverses substances à doses calculées pour les rendre plus efficaces, et additionnées de produits particuliers pour les rendre plus actives. A la dose de 6 par jour, avant chaque repas. C'est plus tard, beaucoup plus tard, vers le vingtième jour, qu'il faudra prendre les *capsules végétales Peyronnel pour reins et vessie*. Ce sera le coup de fouet pour faire disparaître le mal, ses racines, et éviter la goutte militaire.

En suivant ce traitement, sans s'en écarter d'une ligne, les résultats obtenus seront toujours bons. Ils seront d'autant meilleurs que l'on soutiendra par l'alimentation et par des toniques (*vin tonique Peyronnet et Bols végétaux*) l'état général, qui, s'il était négligé, serait vite délabré.

Pendant tout le temps du traitement, nous conseillons de suivre les soins hygiéniques rigoureux et de prendre deux ou trois fois par semaine au moins soit un bain de siège, soit un grand bain à la température de 34 à 36° et contenant de la *Poudre sédative de Homberg*.

Ainsi on peut éviter les complications dont nous avons indiqué le traitement chemin faisant.

DEUXIÈME PARTIE

Chancre mou.

Disons dès le début que le chancre mou n'est pas la syphilis et n'a pas plus de rapport avec elle que la blennorrhagie.

C'est une maladie à part, dont l'apparence se rapproche de la syphilis, mais dont l'évolution, la marche est tout à fait dissemblable. Nous conseillons de lire au début et à la fin de la troisième partie les explications complémentaires.

Le chancre mou se caractérise par une ulcération qui siège au niveau des parties génitales ou sur la peau, en un mot, au niveau de l'endroit du contact.

Causes. — Le chancre mou est très contagieux. Pour le contracter, il faut avoir touché du pus provenant d'un chancre mou. L'attouchement simple peut suffire. En général, il faut une écorchure pour que le pus puisse s'inoculer ; mais il arrive souvent que pendant des rapports longs et répétés il n'y a pas d'écorchure à proprement parler, ni même d'éraillure, mais souvent un « avivement », bien suffisant pour la contagion.

Beaucoup de personnes croient que le chancre succède toujours à une écorchure et dorment sur leurs deux oreilles quand elles ont constaté qu' « après » il n'y avait pas plus d'écorchure qu'avant. Certes, mieux vaut qu'il n'y ait pas d'écorchure, mais il est nécessaire de savoir que l'écorchure n'est pas indispensable.

Marche. — Voici comment se passent les choses quand, après un rapport contagionnant, on doit avoir un chancre mou : pendant un ou deux jours, rien ; même pas la trace d'une écorchure, ou, s'il y a une écorchure, rien de particulier en dehors d'elle.

Une simple écorchure en temps normal tend à se cicatriser au bout de vingt-quatre ou trente-six heures. Si l'écorchure est contagionnée, elle n'a aucune tendance à la cicatrisation.

Vers le deuxième ou troisième jour, apparaît une petite élevure ou une petite érosion.

Elle ne gêne pas pour uriner, mais elle est douloureuse pendant la marche et même au repos. Le malade sent une petite douleur qui le ronge ; on peut la comparer à un petit travail sourd, périodique, qui survient toutes les cinq ou six heures, quelquefois plus, quelquefois moins. Elle ne devient aiguë que plus tard, quand quelque objet touche l'ulcération.

Vers le quatrième jour, on voit une ulcération de la grandeur d'une petite lentille, ronde. Le fond de l'ulcération alors n'est pas lisse, mais mamelonné irrégulièrement. et est recouvert d'un enduit adhérent jaunâtre. Les bords sont taillés à pic. L'ulcération n'est pas surélevée et sa *base n'est pas dure*. Si on la prend entre les doigts et qu'on veuille la plier, on n'a pas de résistance comme s'il existait une induration sous l'ulcération. Il y a l'ulcération de la grandeur d'une lentille, mais la résistance de la lentille n'est pas sous l'ulcération.

Si on ne soigne pas le chancre, l'ulcération grandit toujours et peut devenir très grande. Elle est toujours ronde — suppure beaucoup — saigne facilement — est très douloureuse au toucher. — de plus le malade ressent toujours une douleur sourde, intermittente et indépendante de la douleur qu'occasionne la marche ou le frottement ; celle-ci étant une douleur vive, aiguë, semblable à la douleur de toute plaie qu'on touche.

Un peu de fièvre accompagne toujours le chancre mou.

Une rougeur s'étend sur la verge, quelquefois on remarque une traînée rougeâtre qui va vers sa racine. Cette rougeur est suivie bientôt d'un gonflement dans l'aine d'un côté ou des deux côtés, mais généralement un côté est plus atteint que l'autre. Ce sont des *ganglions* qui se trouvent envahis, et l'un d'eux, plus que les autres, est gros, rouge et douloureux.

Ce ganglion deviendra un abcès (un *bubon*, comme on l'appelle) si on ne soigne pas le chancre mou. Car c'est au chancre qu'est le mal ; il faut surtout soigner le point de départ, sans négliger toutefois le bubon.

Les caractéristiques du chancre mou sont : la contagion d'une personne à une autre, la contagion d'une personne à elle-même (ce point le différencie du chancre induré ou vérolique).

On peut avoir plusieurs chancres mous, on n'a jamais qu'un chancre induré (les exceptions de chancres indurés multiples sont rares). Cependant, du fait qu'il y a plusieurs chancres, il ne faut pas toujours en conclure qu'on a pas la vérole. Un de ces chancres peut, en effet, être induré, et on peut donc avoir la vérole.

Le chancre induré (vérole) et le chancre mou peuvent exister en même temps.

Il est facile de les reconnaître.

Donc, il peut y avoir plusieurs chancres mous à la fois : — on peut se les semer avec les doigts si les doigts, ayant du pus du chancre mou, touchent un bouton écorché ou une coupure non cicatrisée.

Ce point est de première importance à connaître.

Chez la femme, le chancre mou siégeant sur une grande lèvre contagionne presque toujours la lèvre opposée, de sorte que, fréquemment, il y a là deux chancres mous qui se font vis-à-vis.

Durée et complications. — Abandonné à lui-même sans soins, le chancre mou grandit et devient de plus en plus gênant, de plus en plus douloureux. Il peut avoir des complications, qui sont :

L'hémorrhagie — le *phimosis* — la *lymphangite* — le *bubon* — le *phagédénisme* — la *réinoculation indéfinie*.

Nous allons voir l'une après l'autre ces diverses complications et les expliquer.

Disons, toutefois, que le chancre simple, sans complications, met environ quatre à cinq semaines pour guérir (deux mois au maximum, quand il présente des signes de gravité).

L'*hémorrhagie* peut être persistante, mais n'est pas grave en général, ni abondante, à moins qu'elle ne survienne comme complication du phagédénisme.

Le *phimosis* résulte de ce que la peau du prépuce, étant enflammée, se rétrécit, et l'ouverture ne permet plus le passage du gland. Il faut bien se garder de vouloir le découvrir quand même, car on s'exposerait au paraphimosis (voir Complications de la blennorrhagie). Il faut donc, dans ce cas, se contenter de faire des injections antiseptiques et répétées entre le gland et la peau qui le recouvre et *non dans le canal*.

La *lymphangite* est la rougeur, l'inflammation qui part du chancre et s'étend plus ou moins tout autour vers l'aine. Elle indique une invasion de l'infection. Pour la guérir, il faut soigner le chancre mou. Pour arrêter une fuite d'eau, il faut fermer le réservoir. La fuite d'eau sera arrêtée du coup ; la lymphangite de même.

Bubon. — Ceci mérite plus d'attention. Le bubon, qui est l'infection d'un ou de plusieurs ganglions, d'un ou des deux plis de l'aine, fait suite à la lymphangite. Il se caractérise par une rougeur, une douleur, une grosseur qui pousse dans l'aine. Ce ganglion est un point d'arrêt de l'infection (à quelque chose malheur est bon). Il l'absorbe pour l'empêcher d'aller plus loin, c'est une barrière... mais quand l'invasion est trop forte, la barrière cède, l'abcès se forme, s'ouvre (ou on l'ouvre), et il suppure, et le pus qu'il donne peut occasionner le chancre mou.

Le bubon doit être soigné comme un abcès au début, en voie d'augmentation ou suppuration. Mais, avant tout, il faut au début fermer le réservoir de l'infection. Plus tard, le bubon devient un autre réservoir qu'il faut aussi soigner par des injections, des lavages antiseptiques (*Poudre sédative de Homberg*) ; on est souvent obligé d'inciser au bistouri.

Il n'entraîne rien de grave à sa suite. Il faut pourtant excepter le phagédénisme.

Le *phagédénisme* est un long et vilain mot qui exprime une longue et vilaine chose. Ce mot veut dire ronger. En effet, un chancre phagédénique est un chancre rongeur ; il s'étend, ronge, détruit ; il va loin, très loin, peut entièrement dénuder la verge et une partie de la peau du ventre. Le bubon, qui est comme le vase communicant du chancre mou, quand il succède à un chancre mou phagédénique, est, lui aussi, phagédénique, et alors ce sont des surfaces épouvantablement étendues qui sont dénudées, saignantes, suintantes, purulentes, horribles à voir et douloureuses. Le phagédénisme est comparable aux brûlures par les liquides corrosifs. Il s'étend en tache d'huile et décape toutes les parties atteintes.

On en vient à bout péniblement, mais on y arrive

toujours. Le seul mal est qu'il en résulte des cicatrices étendues, laides et difformes, gênantes au point d'exiger une opération pour les allonger ou les détruire en partie.

Évidemment, tout ce délabrement entraîne la fièvre et un mauvais état général. Contre cet état général délabré il faut prendre des toniques (*vin Peyronnel, Bols végétaux Peyronnel, Liqueur Péruvienne*).

Contre l'état local, il faut souvent la présence du médecin, de grands soins de propreté (grands lavages avec la *Lotion Jean Carpi*) et beaucoup de pansements antiseptiques, et surtout le tartrate ferrico-potassique.

Réinoculation indéfinie. — Nous avons dit que le chancre mou pouvait être transmis d'une place à une autre chez la même personne. Les malades qui ont de l'herpès récidivant comprendront facilement ce qu'est la réinoculation indéfinie. Un chancre mou guérit, un autre se produit à côté. Pourquoi ? Cette question nous fait entrer dans le traitement.

Traitement. — Si on soigne un chancre mou avec des liquides antiseptiques trop forts, si on le cautérise mal ou trop, si enfin le tempérament du malade s'y prête, il en résulte qu'autour du chancre mou primitif il se fait des petites éraillures, des petites crevasses de la peau. Ces éraillures, ces petites crevasses peuvent être autant de portes d'entrée pour le bacille de Ducrey (microbe du chancre mou).

Il faut donc un traitement raisonné et soigneux.

Aussi sommes-nous partisans de la sagesse, de la modération, plutôt que de la hâte préjudiciable. Des lotions fréquentes, de la propreté rigoureuse, méticuleuse, feront merveille. (Nous recommandons surtout la *Lotion Jean Carpi*, qui servira aux lavages.)

Évidemment, cela dépend du siège. Il est des endroits où les soins à donner sont difficiles.

Siège. — Le chancre mou peut siéger sur la peau — le gland (il peut le ronger) — le ventre — dans le canal (il peut y amener des rétrécissements) — il peut siéger *partout*. L'essentiel est de le reconnaître, et on le reconnaîtra aux signes que nous avons donnés du chancre mou et aux signes de différenciation que nous donnerons plus loin au chapitre « Signes qui font reconnaître la vérole ».

Un chancre mou peut simuler une chaude-pisse ou une balanite, s'il siège dans le canal ou sur un gland qui ne peut être découvert. Il faut donc bien examiner et chercher.

Un chancre mou peut exister en même temps qu'une chaude-pisse. Les deux se montrent vers le quatrième jour : le chancre mou un peu avant. Il faut les soigner tous les deux en même temps.

Un chancre mou peut accompagner une chaude-pisse et la vérole... Il faut soigner les trois.

Mais, en résumé, le chancre mou est, de toutes les maladies vénériennes, la moins embêtante *quand elle n'a pas de complications*. On n'est malheureusement jamais sûr qu'il n'y en aura pas.

Le chancre mou a cet avantage pour lui qu'il n'est pas une maladie générale comme la chaude-pisse (qui le devient souvent), comme la syphilis (qui l'est toujours). Une maladie locale est toujours moins dangereuse qu'une maladie générale, mais demande autant de soins souvent, car elle peut entraîner des ennuis qui, pour ne pas être graves, n'en ont pas moins leur importance.

Avis. — Quand on a eu une fois un chancre mou, on peut en avoir d'autres.

Quand on est guéri d'un chancre mou, il ne reste plus rien (dans la syphilis, il reste toujours quelque chose) ; on n'a plus rien à redouter pour les descendants.

Quand on a eu un chancre mou en dehors du canal et qu'il est guéri, on n'a rien à craindre pour le canal. S'il siégeait dans le canal (rare), on pourrait craindre un rétrécissement.

Après un rapport douteux, se laver au savon, se brosser *fort*... au besoin plusieurs fois.

TROISIÈME PARTIE

LA SYPHILIS

CHAPITRE PREMIER

CE QU'ELLE EST

La syphilis est une maladie générale, constitutionnelle, qui se transmet par contagion et par hérédité. C'est donc une maladie terrible, puisqu'elle atteint non seulement un individu, mais sa progéniture.

La syphilis, qu'on range dans les maladies vénériennes, n'est pas toujours d'origine vénérienne. Exemples : On se sert d'un instrument de toilette ou de table qui a été en contact avec une plaie vénérienne, on a toutes les malchances voulues pour avoir la vérole. — Une nourrice peut donner sa syphilis à son nourrisson et inversement un nourrisson à la nourrice.

Toute personne peut avoir la syphilis en buvant dans un verre contaminé, en donnant le baiser le plus chaste du monde. Néanmoins, c'est surtout par les rapports vénériens que la vérole se propage... La femme la plus propre, l'homme le plus soigneux de sa personne, peuvent donner la vérole. La vérole n'est

pas synonyme de saleté, et le côté le plus terrible
sur ce point est qu'on peut porter pendant quelque
temps une vérole sans s'en douter et par conséquent
la transmettre tout en étant de bonne foi. La vérole,
dans ses accidents du début, n'est pas douloureuse,
et les symptômes qu'on éprouve peuvent être attri-
bués à toute autre maladie qu'à la vérole.

On ne guérit pas de la vérole.

Par *ne pas guérir* il faut entendre qu'on reste toujours sous le coup d'une manifestation de cet empoisonnement, qui persiste jusqu'à la mort. La vérole
bouleverse tous les organes, envahit le corps entier,
depuis les cheveux jusqu'aux pieds ; elle atteint, mord,
touche ou effleure toutes les parties du corps quelles
qu'elles soient. Elle peut atteindre le système nerveux, les sens, tout le tube digestif, l'appareil res-
piratoire, l'appareil génital et urinaire, la peau, les
muscles, les os, qu'elle déforme au point que sur des
squelettes remontant à plusieurs siècles on peut
reconnaître ses traces.

Dans la progéniture, elle crée les difformités, les
malformations qu'on trouve à la naissance. Pas
toutes, mais beaucoup.

Elle modifie, en les aggravant, les tempéraments
qui ont déjà beaucoup de troubles.

À ce point de vue, on ne guérit pas de la vérole.
On croit être guéri quand aucune lésion ne se manifeste plus, quand la peau est nette, quand les organes
fonctionnent bien, quand on ne souffre plus. C'est là
un calme trompeur qu'on éprouve. On est guéri de
ses lésions apparentes, mais l'empoisonnement se
continue lentement et fait toujours son travail de
taupe jusqu'à la mort.

Certes, bien des personnes syphilitiques n'ont jamais plus d'accidents après ceux qui leur ont fait connaître qu'elles avaient la vérole. Mais celles-là ne sont jamais sûres de ne pas en avoir un jour.

Celles-là, en tous cas, se soignent, mènent une vie réglée, observent une hygiène assez sévère.

Est-il permis, tout en ne se guérissant jamais, d'éviter les accidents éloignés, tardifs, de la vérole ? Est-il permis, tout en ne se guérissant jamais, de ne pas infecter sa femme et d'avoir des enfants indemnes de toute lésion ?

On peut arriver à ces résultats en se soignant et en soignant sa femme pendant ses grossesses, absolument comme si elle était elle-même syphilitique. Presque toujours, dans ce cas, la mère et l'enfant se portent bien. Mais on ne saurait trop répéter qu'il faut une surveillance de chaque jour. Il faut avouer à son médecin ou à un médecin, en qui on a confiance, le mal qu'on a contracté et le tenir au courant des moindres signes suspects qu'on peut observer sur soi-même ou sur les siens. Alors, avec quelques dépuratifs sagement pris (même à l'insu de tout le monde), on peut mener la barque jusqu'au port sans avaries.

Évolution. — La syphilis se manifeste tout d'abord par un chancre qui survient une vingtaine de jours après le moment de la contagion. Ce chancre n'est pas comme le chancre mou, que nous avons vu au chapitre précédent. Il n'est pas ulcéré. Il a l'air d'un bouton un peu surélevé... On croirait un bouton de guêtre qu'on peut prendre entre les deux doigts par les bords et soulever, tant sa base est indurée. Nous exagérons beaucoup, en ce moment, ce qui se produit, pour bien faire comprendre. Plus loin, aux signes, nous mettrons les choses au point. L'induration n'est pas toujours si forte, le bouton n'est pas toujours le bouton de guêtre... puisqu'il peut passer inaperçu...

Après le chancre viennent les ganglions dans l'aine. Ces ganglions ne s'accompagnent pas de rougeur comme ceux du chancre mou. Ils ne suppurent jamais. Ils sont petits et durs.

Alors apparaissent les signes d'un état général malade : la fatigue, l'abattement, les maux de tête, des rougeurs sur le corps. On maigrit et viennent les plaques muqueuses (deuxième période). Puis tout rentre dans l'ordre ou paraît y rentrer. On s'endort dans une fausse sécurité. Après un laps de temps plus ou moins long, des tumeurs se montrent sur la peau, les os ou les organes. Chaque organe peut avoir sa lésion. Cette troisième période (dite tertiaire) peut passer in[aperçu]e... elle n'est pas douloureuse... elle n'est pas co[ntagieu]se d'une personne à l'autre... elle est héréditai[re]. Plus tard, beaucoup plus tard, viennent des troubles bizarres : des rétrécissements des conduits, œsophage, intestin, urèthre, etc. ; des phénomènes cérébraux, la paralysie générale, l'ataxie... On se demande d'où cela peut provenir... *qu'on n'oublie pas sa vérole*. Disons vite, très vite, qu'on peut avoir ces rétrécissements, ces troubles cérébraux, la paralysie générale, l'ataxie, sans jamais avoir eu la vérole.

Cette affection est donc très complexe, difficile à suivre. Pour plus de commodité, nous allons la pren-

dre au premier jour et la suivre jusqu'à la mort, en
supposant le cas (qui n'existe pas) d'un homme qui,
depuis son chancre, a une série ininterrompue d'accidents, de tous les accidents sans exception, en comp-
tant même la vérole inoculée à la mère et à l'enfant.

Après nous donnerons les moyens de reconnaître
la vérole, les précautions à prendre pour l'éviter et
son traitement ; nous résumerons par quelques avis.

Nous nous tenons toujours à la disposition de nos
lecteurs pour les renseigner, soit de vive voix, soit
par lettre, sur toutes les maladies en général et spécialement sur les maladies vénériennes que nous soignons d'une façon particulière, depuis plus de vingt
ans, avec notre traitement végétal dont le succès
est incontestable et nous vaut chaque jour de nombreuses lettres d'éloges.

AVIS TRÈS IMPORTANT

Des personnes peu scrupuleuses encartent dans nos divers
volumes leurs prospectus ; d'autres, à l'aide des timbres mobiles,
y donnent leur adresse comme étant dépositaires de nos produits, etc. Nous prions nos lecteurs de ne pas se laisser induire
en erreur, nous ne faisons de la publicité pour personne ; ils
doivent regarder comme une fraude ou une imitation tout ce qui
ne porte pas l'adresse de notre maison où ils doivent toujours
s'adresser directement pour ne pas être trompés.

Professeur L. PEYRONNET,
21, rue de Lyon, et 32, rue Crémieux, Paris.

CHAPITRE II

Syphilis acquise (par contagion directe, en opposition avec la syphilis héréditaire).

Première période. — *Accidents primitifs*

C'est le chancre induré, qui s'accompagne toujours de *ganglions* dans les aines.

Le chancre apparaît en moyenne vingt jours après le rapprochement infectant. Les quinzième et cinquantième jours sont des dates extrêmes. Le chancre peut revêtir différentes formes, d'où l'incertitude qui règne quelquefois sur sa nature.

Notons d'abord son évolution ordinaire. Il commence sous forme d'une petite élevure plate et brunâtre, indolore. Souvent les malades ne s'aperçoivent pas de sa présence. Tout au plus peut-on remarquer que la base de ce bouton est un peu dure quand on le prend entre le pouce et l'index à la manière d'une pièce de monnaie qu'on tient par la tranche. On peut aussi voir quelquefois qu'à sa surface existe une petite peau morte. Mais il faut pour cela apporter grande attention. Peu à peu ce petit bouton grandit, s'élève un peu, mais ne pointe jamais. L'induration de la base augmente, c'est là le signe capital. Rarement, il se produit une ulcération, mais quelquefois, si elle se produit, elle est en cupule, les bords sont nets, le fond est lisse, non mamelonné ; elle ne contient pas de pus, mais de la sérosité... la base est toujours dure. Au bout d'un mois environ, tout disparaît peu à peu : le *bouton*, l'*élevure* n'existe plus, l'*ulcération* disparaît.

Il se produit une cicatrice blanchâtre, plus blanche que la peau voisine. L'induration seule persiste et les ganglions de l'aine. Ces ganglions, qui accompagnent le chancre, persistent longtemps. Ils sont *petits*, durs, indolores, nombreux.

Signification du chancre. — Quand tout est disparu, est-ce à dire qu'on est guéri ?

Non, car la syphilis n'est pas le chancre induré, elle commence avec lui (avant lui même) et continue son évolution après lui. Nous allons essayer de bien faire comprendre cette nuance.

Du jour où l'on a eu un coït infectant au jour où paraît le chancre, c'est-à-dire pendant vingt jours en moyenne, la maladie s'installe, s'infiltre dans l'organisme, se disperse partout, et quand elle s'est disséminée par tout le corps, alors paraît le chancre à l'endroit où a eu lieu la contamination.

Pour employer une comparaison qui n'a rien de scientifique, on pourrait dire qu'à l'endroit de l'infection se fabrique un poison qui se répand partout, tant et tant que l'organisme en est saturé. Alors, il se forme à cet endroit une fermeture, on cachette l'orifice d'invasion par l'induration. Il se produit là un travail de défense... qui arrive trop tard, la brèche se ferme quand l'ennemi est déjà entré. La preuve en est ceci : on a essayé d'enlever le chancre induré au bistouri et au fer rouge... la vérole continuait sa marche.

Le chancre montre qu'on est syphilitique ; *il ne fait pas la maladie, il l'indique* ; c'est la première manifestation de la vérole qui existe à partir du moment où on s'est contaminé.

Cette question est très importante. Voici pourquoi.

On a des rapports avec une femme syphilitique. Est-ce à dire qu'on aura la vérole ? On a des chances de l'avoir... On a pu en essuyer le germe. Mais l'infection peut ne pas se faire, l'organisme peut lutter, détruire le germe... et le chancre ne se produira pas... parce qu'on n'a pas la syphilis, que la maladie a avorté. Avoir un chancre le vingtième jour, par exemple, veut dire : Voici vingt jours au moins que la syphilis tient l'organisme. Il faut se soigner sans perdre de temps, car plus tôt on soigne une maladie, plus on a de chances de l'arrêter.

Avoir un chancre le vingtième jour, par exemple, ne veut pas dire : Je viens d'avoir la vérole, soignons le chancre, elle se guérira.

Soigner le chancre, c'est mettre un emplâtre sur un emplâtre. A quoi bon *ne* soigner *que* le chancre, il guérit toujours seul. C'est la maladie générale qu'il faut soigner aussitôt l'apparition du chancre, et non le chancre lui-même, à qui il suffit de prodiguer des soins d'hygiène bien comprise.

Nous venons de voir un chancre comme il est ordinaire d'en rencontrer. Mais souvent on peut méconnaître la vraie nature d'un chancre quand il est ulcéré ; quand il est accompagné de chancres mous ; quand un bouton d'herpès, par exemple, a été brûlé ; quand il n'est pas seul (il peut y avoir *rarement* plusieurs chancres indurés).

Est-il donc important de savoir s'il y a ou non un chancre induré, d'après ce que nous venons de dire.

Il est facile de comprendre que le chancre est la signature de la maladie et que si la signature passe inaperçue il devient difficile de reconnaître la maladie ; et la syphilis est une maladie qu'il faut soigner, qu'on doit soigner, *car on peut en guérir les accidents :* c'est un ennemi perpétuel avec lequel on peut vivre en assez bonne intelligence à la condition de le surveiller toujours.

Il est donc indispensable *de reconnaître* le chancre induré. Il diffère du chancre mou en ce qu'il est rarement ulcéré, et de l'herpès, s'il est ulcéré, en ce que les bords de l'ulcération ne sont pas taillés à pic.

— En ce qu'il est indolore,

— En ce qu'il ne sécrète pas,

— En ce qu'il est induré,

— En ce qu'il est unique,

— En ce que les ganglions qui l'accompagnent sont nombreux et durs, sans tendance à l'abcès.

Il peut siéger partout sur le gland, sur l'orifice, sur la peau, sur la vulve, au vagin, au col de l'utérus, à l'anus, sur le corps, au nez, aux doigts, dans la bouche, aux lèvres. Tout point du corps peut être le siège d'un chancre induré : il suffit pour cela qu'il ait touché du virus syphilitique, soit directement, de corps à corps, soit par l'intermédiaire d'un objet de toilette ou de tout autre objet servant à l'alimentation.

Reste à savoir que le chancre induré est très contagieux, ainsi que les petites érosions qui peuvent apparaître quelques jours après sa disparition (guérison serait un mauvais mot, car le chancre est guéri, lui, mais non la maladie).

Pour le traitement, voir le chapitre VII.

〜〜〜〜〜〜〜〜〜

Ne pas oublier que nous nous tenons toujours à la disposition de nos lecteurs pour tous les renseignements supplémentaires qu'ils peuvent désirer et cela à titre gracieux.

Nous écrire ou venir à notre Clinique, 21, rue de Lyon, à Paris.

CHAPITRE III

Deuxième période. — *Accidents secondaires.*

Ce sont d'autres manifestations de la maladie, de l'invasion, de l'infection syphilitique, dont le chancre a été le premier phénomène. Que le chancre soit soigné ou non, ces accidents peuvent paraître. Pour les atténuer ou les empêcher de paraître, c'est l'état général, la maladie de l'organisme qu'il faut soigner aussitôt l'apparition du chancre. Ces accidents surviennent en moyenne quarante à cinquante jours après l'apparition du chancre.

Ces accidents sont nombreux et n'ont pas d'ordre dans leur apparition. Selon les malades, tel signe se montre avant tel autre. L'ordre d'apparition que nous donnons est l'ordre qu'on observe le plus souvent, mais il n'est pas toujours le même.

Nous finirons ce chapitre par l'énoncé de tous les accidents secondaires, qui peuvent se montrer tous ou dont la plupart peuvent faire défaut... selon l'intensité du traitement général dès l'apparition du chancre.

Le premier signe est une *anémie intense* qui répond à une dénutrition des globules rouges du sang, à un empoisonnement syphilitique par conséquent. La ou le malade devient pâle, amaigri, nerveux, triste, fatigué. Il a des *douleurs de tête nocturnes*, des *douleurs aux jambes* (surtout quand il les chauffe). Il peut se produire au niveau des os (crâne, jambes) des *gonflements mous* douloureux au toucher. Il y a un peu de fièvre. Les cheveux deviennent cassants, minces, secs, ainsi que les poils du corps. Les *cheveux tombent* par place (alopécie en clairière) ; ils repoussent plus tard avec des soins locaux et généraux. Puis, peu à peu, paraissent sur le cuir chevelu quelques boutons que le malade déchire par le grattage et qu'on observe par conséquent le plus souvent que sous la forme de croûtes. Cette éruption du cuir chevelu est plus ou moins abondante, elle s'accompagne toujours de *ganglions* qui siègent à la nuque ou derrière les oreilles.

Sur la peau, on voit à la poitrine, au bas-ventre, aux flancs, une éruption de couleur rouge sombre ou cuivrée, indolore, pouvant passer inaperçue, — ou, plus tard, la peau se desquame ou se couvre de boutons. Ce sont les *syphilides*.

Sur les muqueuses, paraissent les *plaques muqueuses* (on appelle muqueuse le tégument qui tapisse les cavités du corps et qui se continue avec la peau, sur laquelle il tranche par sa couleur rosée et de laquelle il diffère par sa dureté et sa résistance moindres : muqueuse de la bouche, des lèvres, de l'urèthre, du gland, de l'anus, du vagin, de la vulve, etc.).

Nous allons parler un peu de ces deux manifestations : *plaques muqueuses et syphilides*.

Plaques muqueuses (ou syphilides des muqueuses par comparaison aux syphilides cutanées).

Les plaques muqueuses paraissent le plus souvent
après les syphilides de la peau ; elles ne se montrent
qu'à certaines régions ou sur plusieurs l'une après
l'autre, non en même temps; elles peuvent siéger à des
endroits de la peau où cette dernière est très fine.
(sans qu'il y ait de muqueuse), par exemple, aux plis
du nez, aux aisselles, aux plis du scrotum, sur la face
interne des cuisses, aux orteils. Elles peuvent survenir à toute époque de la syphilis, alors même que
toutes les autres manifestations en sont passées. Les
frottements, la malpropreté, l'irritation, favorisent
leur apparition ainsi que les dents cariées, la fumée
de tabac, les soins hygiéniques négligés.

Voici l'aspect général, l'aspect-type d'une plaque
muqueuse :

Au début, on remarque une légère saillie qui peut
passer inaperçue si on ne regarde pas en face et de
profil. La coloration est d'un rouge sombre. Elle est
douloureuse au toucher, surtout si elle s'ulcère. Elle
s'ulcère quand elle est au contact avec l'air et qu'elle
est humidifiée. Elle se couvre de croûtes quand elle
est en contact avec l'air sans être humidifiée. Quelquefois elle devient blanchâtre, presque nacrée, si elle
est à l'abri de l'air ; généralement elle s'ulcère un peu
et laisse écouler une sécrétion trouble, d'odeur désagréable particulière et très contagieuse. Il en existe
rarement une seule à la fois.

Dans la bouche, aux amygdales. — Quand on a soin
de ses dents, la plaque muqueuse n'a pas de tendance à gagner du terrain et une simple cautérisation
suffit à la faire disparaître.

Aux lèvres, où elle se trouve irritée, elle grandit et sécrète beaucoup.

Aux parties génitales, elle se propage : il existe toujours plusieurs plaques muqueuses, et là, plus que partout ailleurs, elle sécrète un liquide fétide.

Syphilides cutanées (ou plaques muqueuses de la peau par comparaison, car il n'y a rien de commun entre ces deux lésions).

Généralement, elles apparaissent avant les plaques muqueuses.

Elles siègent sur la peau, quelle que soit la région.

Non soignées, elles augmentent de coloration, d'étendue, de nombre et de persistance.

Elles peuvent être différentes d'aspect, de forme, de caractère, et revêtir l'apparence d'une maladie de peau non syphilitique.

Elles apparaissent pour la première fois, comme nous l'avons dit, à la période secondaire, mais leur apparition peut se reproduire à la période tertiaire.

Elles sont sèches ou humides.

Sèches : *érythème* (rougeur diffuse), *macules* (taches), *papules* (boutons).

Humides : *vésicules*, *pustules* (boutons).

Elles peuvent aussi desquamer, c'est-à-dire produire des peaux qui se détachent.

Les syphilides les plus importantes à connaître sont celles qui constituent la *roséole*. Les autres entrent dans les maladies de peau et concernent surtout le médecin, parce qu'elles peuvent donner le change et doivent être spécialement étudiées.

La **roséole** est une éruption de petites taches rouges qui survient vers la septième semaine après le chancre et qui couvre le tronc, la poitrine, les flancs, le vas-ventre, les plis du coude. La couleur est d'un rose-vif. Les taches sont arrondies, ne donnent pas de petites peaux ; elles sont indolores, s'effacent sous la pression du doigt pour réapparaître aussitôt et guérissent d'elles-mêmes en quinze ou quarante jours.

Il ne faut pas les confondre avec les rougeurs qui apparaissent sur la poitrine quand on la découvre à l'air, ni avec les éruptions que peuvent occasionner les médicaments.

La première signature de la syphilis est le chancre, la deuxième est la roséole... déjà moins facile à reconnaître.

Les autres syphilides en général ont une teinte cuivrée, qui disparaît rarement sous la pression du doigt. Elles sont indolores, ne donnent pas de démangeaisons ; elles sont toujours arrondies, c'est un des caractères des lésions de la vérole.

Le **traitement** du chancre induré est surtout un *traitement général* que nous donnerons plus loin. Le traitement local est celui des syphilides : bains, propreté, continence.

Le traitement des plaques muqueuses consiste dans leur cautérisation au nitrate d'argent. Il faut éviter leur apparition par des bains hygiéniques locaux (dans lesquels on mettra de la *Poudre sédative de Homberg*. Le traitement général qu'on doit toujours suivre peut faire naître une irritation buccale propice aux plaques muqueuses. Aussi ne saurions-nous trop recommander les gargarismes fréquents, les brossages

des dents avec une brosse appropriée et des denti-
frices spéciaux (*dentifrice Peyronnet*).

Liste des accidents secondaires

*Chute des cheveux, amaigrissement, fatigue,
fièvre, douleurs de tête, des os, éruption du cuir
chevelu, syphilides (roséole et plaques muqueuses).*

CHAPITRE IV

Troisième période. — *Accidents tertiaires.*

La troisième période se résume par *la gomme
syphilitique.*

La gomme est la lésion des accidents tertiaires.

On l'appelle ainsi à cause de sa consistance.

Elle siège *sous* la peau ; à son apparition, elle est
du volume d'un petit grain de blé ; elle est dure, indolore, facile à déplacer localement.

Un peu plus tard, elle adhère à la peau. Alors
celle-ci devient d'une teinte brune ; elle s'amincit et
bientôt une ulcération se forme. Par l'ulcération, s'éli-
mine une matière mélangée de tissus morts, visqueux:
c'est la gomme qui s'est ramollie et qui se vide.

L'ulcération une fois faite à des bords taillés à pic,
décollés; elle est indolore, tenace, ayant des tendances
à envahir les tissus voisins plutôt qu'à se fermer. Les

tissus de la gomme sont sans vitalité, comme mortifiés.

La gomme peut ne pas arriver au ramollissement et rester à l'état de tumeur. Elle peut siéger partout, entraînant les mêmes désordres locaux et des désordres dépendant du mauvais fonctionnement consécutif de l'organe atteint. Nous allons donc passer en revue tous les organes en mentionnant les troubles observés. Plusieurs o·ganes peuvent être pris à la fois. La chose est rare, mais possible, surtout si on considère la peau comme constituant un organe. La gomme, par exemple, peut siéger aux jambes et au cerveau, etc.

Appareil digestif

Bouche. — La gomme peut siéger aux joues, aux mâchoires, à la voûte, à la langue. La *langue* des syphilitiques peut avoir deux aspects bien différents. La gomme peut occuper le dos ou les bords. Elle peut être assez forte pour amener l'impossibilité de l'alimentation. De plus, si elle siège loin sur le dos de la langue, elle peut amener l'asphyxie.

Mais souvent la langue présente un aspect différent ; elle peut devenir *scléreuse.*

La *sclérose* n'est pas une manifestation purement syphilitique, mais elle est favorisée par la syphilis ; on peut donc la considérer comme une manifestation de l'empoisonnement syphilitique. La sclérose se caractérise par l'altération des parties du corps qui unissent les éléments des organes entre eux. Quand on *souffle* un animal tué a l'abattoir, on introduit sous la peau un soufflet. Ce soufflet remplit d'air des mailles de tissu qui paraît blanc par ce fait. Ces mailles remplies d'air soulèvent la peau, la détachent du corps. Ces mailles constituent le *tissu conjonctif* ou *unissant* les organes. Elles existent dans tous les organes et autour de tous les organes. Elles existent dans le cerveau, le cœur, les artères, le foie, les reins, etc., et autour de ces organes. Ces mailles arrivant à perdre leur élasticité deviennent *scléreuses*, dures, et les tissus, au lieu d'être réunis par un autre tissu souple, sont collés entre eux comme par un ciment qui les fait se rétracter. C'est là la *sclérose*, sclérose dangereuse, car elle porte atteinte aux fonctions des organes, parce qu'elle rend ces organes rigides, durs comme du bois. La sclérose, c'est la mort d'un organe ou plutôt, comme l'a dit un grand médecin, *leur rouille*. La rouille des organes survient naturellement avec l'âge et accidentellement par les empoisonnements : fièvres, alcool, et par la syphilis, par conséquent.

La langue donc devient *scléreuse*. On voit sur la langue des sillons déprimés dans tous les sens et séparant par conséquent des plaques de tissu sain qui paraît former des élevures par suite de la dépression du tissu malade. Ces mamelons sont exposés aux frottements, aux irritations ; ils deviennent rouge vif. La langue devient dure, rigide, inapte aux mouvements pour la mastication et la parole.

Gomme et sclérose. — Nous allons retrouver ces deux lésions dans tous les organes.

La gomme s'améliore, guérit, en laissant des traces, des cicatrices ; — la sclérose, elle, ne guérit guère, et tout syphilitique doit ne pas la perdre de vue et se soigner afin de l'éviter. Nous verrons tout à l'heure, au chapitre suivant, les mauvais tours que peut jouer la sclérose syphilitique.

Œsophage (conduit qui va de l'arrière-bouche à l'estomac). — Par suite de gomme cicatrisée ou de sclérose, il peut avoir des rétrécissements, d'où impossibilité de s'alimenter, d'avaler quoi que ce soit... Cette impossibilité survient peu à peu et non d'un coup comme dans les spasmes nerveux.

Traitement. — Dilatation, opération chirurgicale. Traitement de la syphilis en général.

Estomac. — Il peut subir les mêmes lésions et donner lieu à des gastrites et des rétrécissements, des ulcérations graves pouvant entraîner des vomissements de sang ou de la péritonite.
Traitement approprié et général.

Intestin. — Il peut présenter les mêmes lésions que l'œsophage et l'estomac, lésions graves exigeant un traitement chirurgical, car ce sont : les rétrécissements, les ulcérations, les perforations avec diarrhée, sang dans les selles, péritonite.

Le **foie** présente souvent des troubles, des altérations amenant la jaunisse, la diarrhée, les vomissements, la péritonite.
Le traitement général peut calmer ces symptômes.

Appareil respiratoire.

Le nez peut être atteint de *punaisie*, odeur repoussante pour les autres, consécutive, dit-on, à une lésion des os.

Les os du nez peuvent être détruits, rongés, s'affaisser, et le nez est dit en *lorgnette ;* il a subi un effondrement et présente un angle rentrant.

De plus, la cloison qui sépare les fosses nasales de la bouche, le palais, peut se perforer... un petit bouton paraît au palais, qui grandit, qui s'ulcère, qui détruit, qui perfore, et alors la voûte du palais n'existe plus, les aliments, les liquides passent par le nez, la parole est difficile, nasonnée.

Traitement. — Au début, on peut enrayer cette marche par un traitement local de cautérisations, des soins particuliers et par un traitement général.

Le **larynx** peut être pris par la gomme ou la sclérose, amenant des troubles de la voix, de la respiration et même l'asphyxie et le manque de parole. L'organe peut être ulcéré, rongé ou rétréci.

Les **poumons** peuvent être envahis par la sclérose, ainsi que les bronches. On arrive à la phtisie.

Traitement. — Un traitement bien institué, bien dirigé, peut guérir ou améliorer au point de rendre la vie possible. Nous écrire bien longuement pour nous demander des détails si cela vous paraît nécessaire. La réponse est gratuite.

Appareil circulatoire.

Le **cœur** peut être rétréci ou ulcéré, les artères (l'aorte) deviennent dures comme des tuyaux de pipe, s'ulcèrent, donnent naissance aux *anévrysmes*.

Appareil génito-urinaire.

Du côté des *reins* (rognons), on observe des altérations qui amènent l'albuminurie, la néphrite, le manque d'urine. La *prostate* (voir Complications de la blennorrhagie) devient dure ou s'ulcère.

Le *testicule* devient aussi dur qu'un galet ou s'ulcère et suppure.

Dans tous ces cas, le traitement donne de bons résultats. Il ne faut jamais désespérer.

Système nerveux.

Cerveau. — La gomme ou la sclérose forme des tumeurs cérébrales qui amènent ou non le ramollissement. L'épilepsie, les paralysies, l'idiotie, sont les moindres des symptômes observés, tous guérisables par un bon traitement... mais pouvant revenir.

La moelle épinière, par les mêmes lésions, produit le diabète, l'ataxie, la méningite, des douleurs nerveuses sciatiques ou autres. Le traitement fait aussi merveille.

Du côté des **nerfs**, on voit des tumeurs, des douleurs, des ulcérations qui, elles aussi, s'atténuent et disparaissent.

Membres. — Les *os* peuvent suppurer (gomme osseuse), se rompre spontanément, tout seuls, par suite de raréfaction des tissus solides. Il peut y avoir des tumeurs (*périostite*), des douleurs soudaines (*douleurs ostéocopes*).

Les *articulations* peuvent grossir, s'emplir d'eau (hydarthrose), s'ankyloser.

Les *muscles* (la chair) peuvent devenir mous, impotents, se contracturer ou s'atrophier.

La *peau* en général peut présenter des tumeurs ou des ulcérations repoussantes, dont les pourtours sont déchiquetés alors que les bords sont taillés à pic. La peau est brunâtre aux alentours.

Les *ongles* se déforment ou se cassent, les *poils* aussi.

Sens.

Du côté des *yeux*, on distingue diverses lésions amenant des tumeurs, des douleurs, la perte de la vue ou la paralysie de certains mouvements des yeux.

Du côté de l'*ouïe*, des tumeurs, la surdité.

Comme on le voit, tout le corps, des cheveux à la pointe des pieds, est empoisonné par la syphilis (tout le corps et ses sécrétions).

Toutes ces lésions guérissent ou s'améliorent. On peut les éviter en se soignant, elles ne sont pas fatales. Quand on se soigne trop tard, elles peuvent s'atténuer ou guérir, mais aussi revenir.

De plus, ces lésions ne sont pas seulement observées dans la syphilis, elles peuvent exister en dehors d'elle. D'où la nécessité absolue de bien connaître leur origine. D'origine syphilitique, elles guérissent ou s'améliorent par un bon traitement énergique. De toute autre origine, elles ne guérissent guère. Dans son malheur, le syphilitique a donc de la chance. Mais il est juste de dire que ces lésions sont plus fréquentes chez les syphilitiques que chez les personnes exemptes de cette maladie. Elles sont surtout plus fréquentes chez les syphilitiques qui ne sont pas soignés à l'origine.

CHAPITRE V

Quatrième période. — *Accidents éloignés.*

On range dans cette période des accidents qui, peut-être, ne sont pas occasionnés par la vérole, mais qu'on rencontre chez les syphilitiques. Les lésions observées sont des scléroses, elles sont rangées dans cette période uniquement parce que le traitement antisyphilitique, qui réussit dans tous les autres cas, ne paraît pas avoir prise sur elles. Ce sont : la *paralysie générale*, l'*ataxie locomotrice*, les *rétrécissements du rectum*. Aussi ne faisons-nous que les mentionner sans insister, puisque le traitement ordinaire n'a aucune efficacité... bien qu'il doive toujours être essayé.

On voit donc, d'après ce qui est dit dans les chapitres précédents, que la syphilis est une maladie très complexe et qui nécessite des soins éclaircis. — Nous nous mettons gracieusement à la disposition de nos clients pour aider de nos conseils ceux qui s'adresseront à nous, soit en venant nous voir à notre Clinique, 21, rue de Lyon (tous les jours, de 8 heures à midi et de 2 heures à 7 heures, dimanches et fêtes exceptés), soit en nous écrivant (voir page 107), il leur sera répondu par retour du courrier.

CHAPITRE VI

Syphilis héréditaire.

Telle est l'infection syphilitique, avons-nous dit, que tout le corps se trouve pris jusqu'aux sécrétions. Cela indique que la syphilis est héréditaire. Un syphilitique se marie sans s'être soigné pendant au moins un à deux ans. Il risque de contaminer sa femme par une plaque muqueuse passée inaperçue.

S'il s'est marié dans les délais voulus, après des soins suivis, il ne contamine pas sa femme, mais, si sa femme est enceinte, elle fera une fausse couche, et les fausses couches se répéteront toujours jusqu'au jour où, pendant la grossesse, la femme, bien que non syphilitique, suivra un traitement. Ce traitement suivi par la femme ne sert pas à la femme, mais à l'enfant qui se forme, qui utilise les médicaments qui lui sont nécessaires et qu'il trouve dans le sang de sa mère. Alors il naît à terme, cet enfant, et peut naître sans malformations et vigoureux.

Que la mère ne suive pas de traitement, qu'un enfant naisse à terme, il peut naître vigoureux, mais la plupart du temps il présente des accidents, il est syphilitique... sans que sa mère le soit, et qui plus est (chose incroyable) il ne peut contaminer sa mère alors qu'il peut contaminer toute autre personne (loi de Colles).

Passons en revue les troubles que peut avoir un enfant né d'un seul de ses parents syphilitique (à plus forte raison de deux). Prenons-le alors qu'il est encore en voie de formation.

— Il n'est pas viable, meurt et est expulsé avant sa formation complète (avortement).

— L'enfant naît à terme, mais naît mort, en présentant des endroits où la peau manque (le derme est à vif). Il est, dit-on, macéré.

— Il naît à terme vivant, mais chétif, malingre, et meurt, faute de force. Dans ces cas, d'ailleurs, la délivrance (placenta) pèse beaucoup plus que la normale : le placenta est toujours énorme et présente des taches, il est lui-même malade.

— L'enfant naît à terme, il vit, mais il pousse mal, a des éruptions, des boutons, des plaques muqueuses; il est amaigri, ressemble à un vieillard, ratatiné ; il a l'*athrepsie*, des ulcérations. Il meurt plus tard, mais il meurt, emporté par le *coryza*, la *bronchite*, le *rachitisme*, la *diarrhée* ou les *convulsions*.

Dans ce cas, un traitement suivi dès sa naissance pourra le sauver.

— Il naît vigoureux, bien portant... mais il a une malformation, c'est un monstre, — ou il a une infirmité, — ou il est épileptique.

Le mal est irréparable.

— L'enfant est âgé maintenant, bien portant, il n'a pas eu d'accidents dans le jeune âge. Est-il sauvé ? Non, il peut être épileptique, avoir des troubles cérébraux, des paralysies de l'œil, des éruptions, avoir des dents symptomatiques et des troubles du côté de l'oreille. Il peut avoir une perforation du voile du palais. Tous ces signes indiquent, dès leur début, l'urgence d'un traitement antisyphilitique régulier et curateur.

Un enfant de syphilitique non ou mal soigné doit être considéré comme syphilitique et dangereux. Il doit être traité en conséquence. De plus, il doit être nourri par sa mère *qui n'est pas syphilitique* et qui est la seule personne, avec le père, à qui il ne puisse donner la syphilis. Il peut donner la syphilis à une nourrice. Ce point est très important et demande réflexion.

En résumé :

Un père syphilitique doit se soigner avant le mariage... pour éviter de contagionner sa femme et d'avoir des enfants syphilitiques.

Un père syphilitique doit faire suivre un traitement à sa femme enceinte pour lui éviter les avortements et avoir un enfant normal.

Un père syphilitique doit soigner son enfant syphilitique dès sa naissance.

Un père syphilitique ne doit pas prendre de nourrice pour son enfant syphilitique.

CHAPITRE VII

TRAITEMENT DE LA VÉROLE

Traitement hygiénique. — Bains et lotions, dans lesquels on mettra de la *Poudre sédative de Homberg*

Traitement local du chancre, qu'on lavera avec des antiseptiques (*Lotion Jean Carpi*).

Traitement des accidents secondaires. — Soignés comme le chancre, — mais il faut brûler, cautériser les plaques muqueuses (crayon cautérisant Peyronnet).

Traitement préventif. — Eviter la vérole, pour n'avoir pas à la soigner. On y est exposé de maintes façons et à toute heure du jour, au point que certaines personnes pensent qu'il est impossible d'échapper à la contagion et deviennent *syphilophobes*, la peur de la vérole est une maladie chez elles.

Causes. — On peut contracter la vérole en buvant dans un verre qui a servi à un syphilitique ayant une plaque muqueuse à la lèvre — en léchant un timbre-poste pour le coller, si la colle du timbre-poste a été en contact avec du virus syphilitique, — en ayant des rapports quels qu'ils soient avec un syphilitique. Il est dans beaucoup de cas impossible de s'informer. Dans ce livre, nous voulons mettre en garde contre la syphilis qu'on peut contracter dans les rapprochements sexuels, et dire quels signes permettent de reconnaître une personne syphilitique et dans quels cas il est prudent de s'abstenir de tout rapport.

Un chancre, des ganglions dans les deux aines, des plaques muqueuses suintantes, une éruption quelconque, des ganglions à la nuque de chaque-côté, le collier de Vénus et la couronne de Vénus doivent mettre en garde et décider l'abstention quelque tentante que soit l'aventure.

Le collier de Vénus est, avec la couronne, une marque indélébile. Autour du cou et sur le front, existent des zones où la peau est décolorée par places, ce qui forme un collier ou une couronne constituée par une zone brunâtre entremêlée de points blancs comme cicatriciels ; ce sont des cicatrices, des traces de syphilides. Les personnes (blondes généralement) qui possèdent ces couronnes et colliers ne sont peut-être pas « contagionantes » pour le moment, mais sont des anciennes syphilitiques, par conséquent sujettes à caution.

Quand on est pour avoir un rapport douteux, il est indispensable de se servir d'un préservatif solide et dont l'intégrité est vérifiée *avant* et *après*, — il est indispensable d'user de beaucoup de vaseline, qui est un corps isolant.

Après un rapport douteux, il est indispensable de se laver, de se lotionner avec du savon noir et du sublimé à 1/4000 ,— et cela à un moment le plus rapproché possible du rapport douteux. Il ne faut pas oublier qu'il est indispensable d'uriner largement après l'acte. Certains auteurs conseillent, pendant qu'on urine, de mettre de temps en temps un doigt à l'entrée du méat urinaire pour empêcher l'urine de sortir et la forcer à distendre les replis du canal.

En suivant ces préceptes, on évitera presque à coup sûr les maladies vénériennes, et on les guérira, si on a le malheur de les avoir.

Traitement général.

Aussitôt la vérole constatée, le malade devra se soigner de suite énergiquement, et cela *pendant une période de temps assez longue.*

Nous ne saurions trop mettre en garde les malades contre les réclames honteuses de certains médecins sans scrupules qui promettent la guérison de la syphilis en quinze jours. Ce qui guérit en quinze jours, c'est le chancre, qui n'est qu'une manifestation de la syphilis et non la syphilis elle-même (*voir page 81*).

Dès le début de sa maladie, le malade évitera tout excès de travail, de fatigue. Il supprimera toutes les liqueurs, apéritifs et alcools de son alimentation. Plus sa vie sera régulière et simple, plus il aura de chance de guérir rapidement.

Il prendra nos *Dragées dépuratives Peyronnel* et nos *Bols végétaux*, en même temps que notre *Elixir aux cent herbes*. Cela pendant quinze jours ; il cessera et se reposera huit jours, pour recommencer ensuite le traitement.

Pour fortifier son état général, il prendra soit les *Plantes toniques Peyronnel*, soit notre *Vin tonique,*

Du reste, toutes les explications nécessaires seront données à tous ceux qui nous écriront, ou qui voudront bien venir nous trouver à notre clinique, 21, rue de Lyon, 32 et 35, rue Crémieux, à Paris. — Téléphone 928-49. Elle est ouverte tous les jours, dimanches et fêtes exceptés, de 8 heures à midi et de 2 heures à 7 heures. Discrétion absolue.

TARIF DES PRODUITS PEYRONNET

Tarif des produits, plantes et extraits végétaux nécessaires au traitement des maladies contenues dans notre livre. Tous ces produits se trouvent au dépôt général du Professeur Peyronnet, à Paris, 21, rue de Lyon et 32, rue Crémieux (téléphone 928-49). Ils seront expédiés contre mandat-poste et avec la plus grande discrétion.

	FR. C.	FRANCO
Antileucorrhéique	3 »	3 75
Bols végétaux Peyronnet	3 »	3 25
Capsules végétales Peyronnet (pour les reins et la vessie)	3 »	3 25
Dragées dépuratives Peyronnet	4 50	4 75
Elixir aux cent herbes	4 50	5 25
Granules Roses Peyronnet	3 »	3 25
Injection végétale Peyronnet (n° 1 et n° 2)	4 »	4 75
Liqueur anti-rhumatismale Peyronnet	4 »	4 75
Liqueur Japonaise	3 »	3 75
Liqueur Péruvienne	3 »	3 75
Lotion Jean Carpi	3 50	4 25
Maticine Peyronnet (capsules)	5 »	5 25
Mélange diurétique	2 50	2 75
Mélange tonique	2 50	2 75
Natronine Peyronnet	2 »	2 25
Pilules hypnotiques	2 50	2 75
Pommade résolutive Peyronnet	2 50	2 75
Pommade fondante Peyronnet	2 50	2 75
Pommade Jean Carpi	2 »	2 25
Poudre sédative de Homberg	1 50	1 75
Roburine Peyronnet	2 »	2 25
Sédatif Peyronnet	4 »	4 75
Suppositoires calmants Peyronnet	3 »	3 25
Thé des Chartreux	2 50	2 75

Mode d'Emploi des Principaux Produits
Mentionnés dars cet Ouvrage.

Pertes blanches, métrites et écoulements divers : **ANTI-LEU-CORRHEIQUE PEYRONNET.** — Le soir, en se couchant, introduire un tampon de coton hydrophile imbibé du mélange. — Prix : 3 francs ; franco : 3 fr. 75.

Anémie, chlorose, faiblesse générale : **BOLS VÉGÉTAUX PEYRONNET.** — Mode demploi : deux bols à chaque repas (midi et soir). — Prix : 3 francs ; franco : 3 fr. 25.

Maladies des reins et de la vessie : **CAPSULES VÉGÉTALES PEYRONNET.** — Prendre six à neuf capsules par jour ; faire usage en même temps du thé diurétique. — Prix : 3 francs ; franco : 3 fr. 25.

Le sang pur, c'est la santé : **ELIXIR AUX CENT HERBES.** — Remède indispensable des maladies du sang ; se prend un verre à liqueur avant chaque repas. — Prix : 4 fr. 50 ; franco : 5 fr. 25.

Maladies de peau, éruptions, rougeurs, etc. : **GRANULES ROSES PEYRONNET.** — Mode d'emploi : deux à trois granules à chaque repas (midi et soir). — Prix : 3 francs ; franco : 3 fr. 25.

Blennorrhagie, écoulements : **INJECTION VÉGÉTALE PEY-RONNET.** — Une injection le matin et une le soir en se couchant. — Prix : 4 francs ; franco : 4 fr. 25.

Maladies de la peau, herpès, etc. : **EAU DE JEAN CARPI.** — Faire trois ou quatre lotions par jour sur les parties malades à l'aide d'un tampon de coton hydrophile avec la solution pure ou coupée de moitié d'eau bouillie. — Prix 3 fr. 50 ; franco : 4 fr. 25.

Ecoulements récents ou anciens : **MATICINE PEYRONNET** (capsules). — La *Maticine Peyronnet* employée dans les cas d'écoulements rebelles, récents ou chroniques, donne des résultats merveilleux, même quand le santal a échoué. Elle ne fatigue pas l'estomac. Dose : dix capsules par jour (cinq avant chaque repas). — Prix : 5 francs ; franco : 5 fr. 25.

Reins et vessie : **MÉLANGE DIURÉTIQUE PEYRONNET.** — Ce mélange de plantes est un diurétique très puissant et d'une grande efficacité dans les affections des voies urinaires ; se boit à volonté à raison d'un litre par jour. — Prix : 2 fr. 50 ; franco : 2 fr. 75.

MATRONINE PEYRONNET. — Mode d'emploi : trois cuillerées à café par jour dans une tasse de diurétique. — Prix : 2 francs ; franco : 2 fr. 25.

HYPNOTIQUE PEYRONNET. — Mode d'emploi : ces pilules sédatives et calmantes se prennent à la dose de une à deux le soir. — Prix : 2 fr. 50 ; franco : 2 fr. 75.

POUDRE SÉDATIVE DE HOMBERG. — Cette poudre s'emploie en solution pour les lavages antiseptiques. La solution se prépare en faisant dissoudre deux cuillerées à soupe de cette poudre par litre de liquide. — Prix : 1 fr. 50 ; franco : 1 fr. 75.

Pertes blanches, métrites, écoulements divers : **ROBURINE PEYRONNET.** — Mode d'emploi : une cuillerée à bouche pour deux litres d'injection. — Prix : 2 francs ; franco : 2 fr. 25.

MALADIES DE PEAU

Elles sont tellement nombreuses qu'il serait impossible de les énumérer toutes ici, puisqu'elles pourraient seules faire l'objet d'un gros volume.

Les plus fréquentes sont l'Eczéma, le Psoriasis, le Sycosis, la Pelade, l'Acné, les Ulcères variqueux et la Gourme des Enfants.

L'Eczéma peut être sec ou humide. Humide, il débute par l'apparition de petites vésicules qui laissent échapper une gouttelette de liquide séreux. Ce liquide desséché forme des croûtes et l'eczéma devient sec.

Le Psoriasis est caractérisé par la présence de squames ou sortes d'écailles dont l'aspect représente celui de la bougie. Les squames s'effritent par le frottement et tombent en poussière farineuse. Le psoriasis affecte toutes les parties du corps, mais surtout les genoux et les coudes.

Le Sycosis ou maladie de la barbe, est caractérisé par la chute de la barbe et aussi des cheveux avec présence simultanée de boutons qui forment quelquefois des croûtes.

La Pelade est trop connue pour la rappeler ici.

L'Acné se présente sous forme de boutons qui forment saillie et dont la pointe est généralement noire. Par une simple pression, il sort une matière qui présente la forme d'un ver.

Les Ulcères variqueux se forment généralement par suite d'une écorchure ou égratignure quelconque occasionnée à l'endroit où siègent les varices. Ces écorchures sont souvent provoquées par le malade qui se gratte parce qu'il éprouve de vives démangeaisons. L'ulcère va chaque jour en s'agrandissant si on ne le soigne pas énergiquement.

TRAITEMENT ORDINAIRE. — Presque toujours ces affections sont provoquées par l'âcreté du sang. Souvent leur origine vient d'une mauvaise digestion, d'une circulation du sang défectueuse ou de manifestations rhumatismales. Lavez les parties malades avec une décoction de feuilles de sauge ou encore avec une décoction d'écorce de chêne.

Dans les cas d'ulcères, prenez tous les deux jours des bains de jambes dans de l'eau très chaude. (Un grand pot de grès cylindrique dont on se sert pour conserver le porc salé convient très bien.) Au lieu d'eau chaude pour ces bains, on peut, avec plus d'avantage, se servir d'une décoction de sauge, de serpolet ou de marjolaine.

Boire de la tisane de pensées sauvages (les fleurs valent mieux que les feuilles), de centaurée ou de bardane.

TRAITEMENT SPÉCIAL. — Faites bouillir 30 grammes d'écorces de chêne et deux cuillerées à soupe de *Poudre sédative de Homberg* dans un litre et demi d'eau jusqu'à réduction d'un litre. Passez au travers d'un linge fin et lavez avec ce liquide tiède trois fois par jour. Après le lavage du soir, on appliquera une couche légère de *Pommade Jean Carpi*.

TRAITEMENT INTERNE. — Avant chaque repas, prendre un verre à liqueur d'*Elixir aux cent herbes*, et au milieu du repas, deux *Granules roses Peyronnet*. Dans la journée, boire quelques tasses de *Dépuratif végétal*.

N.-B. — Nous pourrons, pour chacune de ces affections, donner un conseil utile aux malades qui voudront bien s'adresser à nous.

TABLE DES MATIÈRES

Chapitre IV

Complications tardives de la blennorrhagie.

Chapitre V

Blennorrhagie chez la femme.

Complications.

Chapitre VI

*Maladies pouvant faire croire au malade
qu'il a la chaude-pisse.*

Chapitre VII

Traitements de la chaude-pisse.

CHAPITRE IV

Troisième période.

CHAPITRE V

Quatrième période.

CHAPITRE VI

CHAPITRE VII

Traitement.

Dépuratif végétal

Du Professeur PEYRONNET.

La plupart des maladies sont dues à l'empoisonnement du sang, vicié par le travail, la nourriture, les excès. Les précieuses plantes qui composent le *Dépuratif du professeur Peyronnet* possèdent une action merveilleuse sur le sang ; en quelques jours elles balaient les impuretés qui s'y trouvent.

Par leur action sur le sang et les humeurs, ces plantes préviennent et guérissent les nombreuses maladies qui sont les conséquences de l'impureté du sang.

Ces plantes rafraîchissent, purifient, clarifient et régénèrent la masse du sang. Elles constituent le seul dépuratif végétal, naturel, dont l'action est toujours bienfaisante et jamais nuisible.

Il peut être pris par tout le monde, enfants, vieillards, malades ou non ; à tous, il donne la santé.

Ce dépuratif guérit toutes les maladies de la peau (abcès, anthrax, goitres, glandes, démangeaisons, eczémas, dartres, plaies de mauvaise nature).

Avec ce dépuratif, plus de boutons, de rougeurs, d'éruptions désagréables.

A chaque changement de saison et au moindre signe d'impureté du sang, il faut prendre les plantes dépuratives du professeur Peyronnet.

Prix : **2** fr. **50** ; Par la poste, **2** fr. **75**.

Adresser les Commandes à M. le Directeur de la Clinique L. PEYRONNET, 21, rue de Lyon, et 32, rue Crémieux, à Paris (XIIe). — Téléphone 928-49.

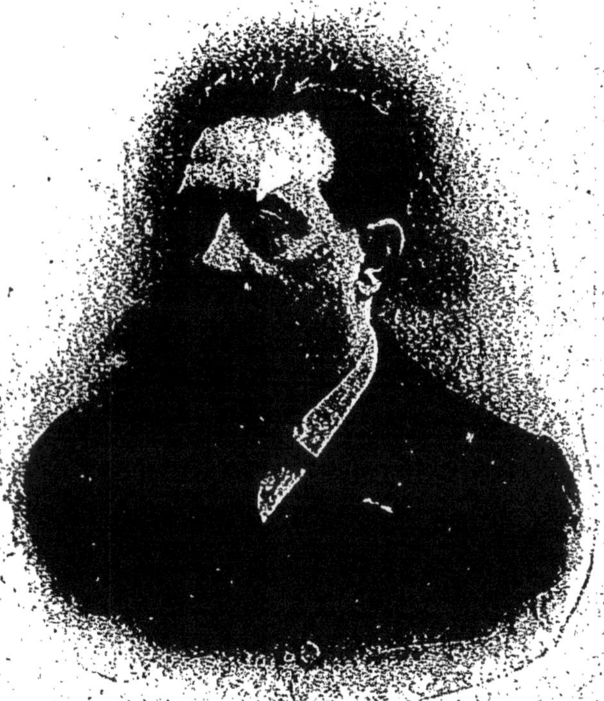

Professeur L. PEYRONNET.